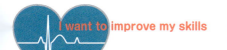

ナースのためのスキルアップノート

看護の現場ですぐに役立つ
摂食嚥下ケアのキホン

患者さんの意欲と健康を支えるケアが身に付く！

斉藤雅史、松田直美 著

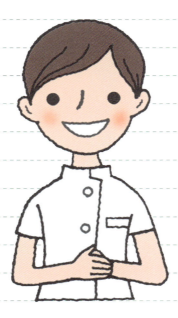

秀和システム

はじめに

「摂食嚥下」とは簡単に言えばいわゆる「口から食べて飲み込む行為」のことです。最近でこそ耳にする機会が増えたものの、その重要性に比べてまだまだ認知度の低い言葉です。

私たちは、誰もが口からものを食べる行為を当たり前のことと思って生活していますが、様々な問題で飲み込みに障害をきたし、口から食べるのが困難な患者さんは大勢います。

また、特に疾患などがなくても、私たちは一般に65歳を境に飲み込みの力が弱くなるといわれています。つまり、摂食嚥下の問題は誰もが将来抱えうる問題であり、急速な高齢化を続ける日本においては、より身近に考えるべきテーマであることは明らかです。

近年メディアなどでもよく話題にのぼる誤嚥性肺炎のリスクも、高齢者において著しく増加します。誤嚥性肺炎を含め、摂食嚥下障害はその人の「口から食べる楽しみ」を奪ってしまい、結果QOL（生活の質）の低下を招きます。看護や介護の現場において摂食嚥下障害の知識や技術を持つことは、患者さんの「食べる楽しみ」を守り、ひいては誤嚥性肺炎の予防など、健康の維持に大いに役立ちます。

本書は、こうした高齢化などの日本の状況を踏まえ、老化にともなう摂食嚥下の問題や高齢者への対応を主眼とした内容構成になっています。口から食べることの意義を理解することから始まり、飲み込みのプロセスや仕組みを理解し、高齢化にともなって増加する病いと摂食嚥下障害の関係を知り、疾患別の対応方法、予防やケアの方法、そして今後増えるであろう在宅ケアへとつなげるための支援方法を学べるようになっています。

摂食嚥下という言葉になじみの薄い人や新人看護師さんにも分かりやすいような内容を心がけていますので、これから摂食嚥下を学ぼうという人は、ぜひ最初の一冊に選んでいただき、ご活用いただけたなら幸いです。

2018年9月

斉藤　雅史・松田　直美

看護の現場ですぐに役立つ
摂食嚥下ケアのキホン
contents

はじめに ……………………………………………… 2

本書の特長 ………………………………………… 5

本書の使い方 ……………………………………… 7

この本の登場人物 ………………………………… 8

chapter 1 摂食嚥下について知ろう

「口から食べること」を考える ……………………………… 10

摂食嚥下って何だろう? ……………………………………… 14

「飲み込み」のプロセス ……………………………………… 22

chapter 2 摂食嚥下障害を理解しよう

「飲み込み」が悪くなる疾患 ………………………………… 28

飲み込みの異常に気づこう …………………………………… 30

飲み込み機能をチェックしよう ……………………………… 36

専門的な検査について ………………………………………… 46

chapter 3 高齢者の摂食嚥下障害

高齢者の摂食嚥下の特徴 ……………………………………… 52

認知症の摂食嚥下障害 ………………………………………… 56

脳血管疾患の摂食嚥下障害 …………………………………… 66

神経筋疾患の摂食嚥下障害 ………………………………………………………………… 72

呼吸器疾患の摂食嚥下障害 ………………………………………………………………… 80

chapter 4 「口から食べる」を支えるケア

口から食べるための食環境 ………………………………………………………………… 84

最適な食事の選び方 ………………………………………………………………………… 88

食べる姿勢を整えよう ……………………………………………………………………… 92

正しい食事介助を行おう …………………………………………………………………… 98

安全な服薬方法 ……………………………………………………………………………… 104

口腔ケア ……………………………………………………………………………………… 108

摂食嚥下訓練①（食べ物を用いない訓練方法）………………………………………… 118

摂食嚥下訓練②（食べ物を用いた訓練方法）…………………………………………… 124

chapter 5 在宅ケアへつなげるための支援

在宅療養移行支援の流れ …………………………………………………………………… 128

摂食嚥下障害の緩和ケア …………………………………………………………………… 134

索引 …………………………………………………………………………………………… 138

●本書の内容は現場の臨床経験等の裏付けに基づいて普遍化すべく努力しておりますが、本書の記載内容によって不測の事態が生じたとしても、著者、出版社はその責を一切負いかねますことをご了承ください。

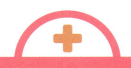

本書の特長

　摂食嚥下障害は、非常に多くのメディカルスタッフが相互に連携して対応しなければなりません。そのため、専門知識の量や範囲、理解の深さが異なる多くの人が本書を活用できるよう、可能な限り分かりやすい内容を目指しました。誰にでも分かりやすく、かつ摂食嚥下に関わる医療の現場ですぐに役立てられるように、以下のような工夫がされています。

役立つポイント1　医療知識がなくても理解できる＆役に立つ

　本書はナースのための入門書として書かれていますが、摂食嚥下はナースに限らず、介護士や患者さん自身やそのご家族にいたるまで、関わりを持つ多くの人が共通の理解と連携をもって取り組まなければなりません。その一助とするために、医療知識が乏しい人であっても読めるよう、基本的なことまで噛み砕いた表現にしています。

役立つポイント2　摂食嚥下が体の仕組み・構造から理解できる

　摂食嚥下障害を根本から理解するために、関連性の高い体の部位をクローズアップして、嚥下の仕組みや構造などを解説しています。これによって、健康な人の摂食嚥下と、障害が起きている場合の違いをより深く理解することができます。

役立つポイント3　豊富な図解やイラストでイメージしやすい

　摂食嚥下においては、体の仕組みや構造はもちろん、ケアや訓練の方法、姿勢の調整方法など、文章だけでは伝わりにくい内容が非常に多いため、とてもたくさんのイラストと図解を使用して、より具体的にイメージしやすくなっています。

役立つポイント4　高齢者の摂食嚥下障害を中心に解説

　摂食嚥下障害はどの年齢でも起こる問題ですが、本書では高齢者に起こりやすい問題を中心に解説しています。高齢化によって今後さらに急速に高まるニーズはもちろんですが、今現在、すでに摂食嚥下障害に取り組まれている医療スタッフや、患者さん自身およびご家族の一助となるような内容を心がけました。

役立つポイント5　ナースたちの適確なポイントアドバイス

　ベテランナースや先輩ナースなど、医療の現場でしか見えてこない適確なアドバイスや、重要ポイントの強調や確認、補足的な説明など、単なる入門書に留まらない奥行きのあるコメントが随所にちりばめられています。

役立つポイント6　在宅療養への移行支援についても解説

　摂食嚥下障害は常に在宅を見据えた医療が行われていますが、従来の入門書ではあまりそのことに触れられてきませんでした。本書では、医療者と患者・ご家族が一体となって取り組むべき在宅療養への移行支援は、入門書でこそ解説されるべきだと考え、数ページですがその概略を解説しています。

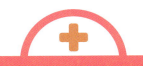

本書の使い方

　本書は、Chapter1〜Chapter5までで構成されています。
　摂食嚥下とは何か、摂食嚥下に関わる人体の器官とその働きについての解説から始まり、摂食嚥下に起こる障害について学び、高齢者特有の問題、そしてケアや訓練の方法、最後に在宅療養への移行支援まで学べるようになっています。

　あくまで入門書ですので、前から順番に読んでいけば新人ナースや初学者、医療について門外漢の人であっても、基本を学びながら読み進められるよう書かれています。

　基本は十分に理解している、という人は気になる項目だけを飛ばし読みしても十分理解できる構成になっています。後半に進むほど、より実践的で具体的な方法・技術の解説になっています。
　特に、基礎的な知識よりも、今すぐ使える介助やケアや訓練の方法だけが知りたい、という人には、Chapter 4にそれらを一括してまとめてありますので、直接そこから読み進めていただくのがよいと思います。

　最後のChapter 5では、これまで摂食嚥下の入門書ではあまり触れられてこなかった、在宅療養への移行支援について、簡単にではありますが述べています。高齢化によってこれからさらに多くの人に必要になる内容でもあるとともに、摂食嚥下障害の患者さんと関わる人々にとっては避けて通れないテーマでもあります。わずかな分量ですが、摂食嚥下障害の患者さんやご家族にとっても有益な情報となると思います。

本書を通して摂食嚥下ケアの基本を身につけてくださいね。

新人ナース

この本の登場人物

本書の内容をより適確に理解していただくため、
ベテランナース、先輩ナース、新人ナースなど、
下記のような登場人物を配しました。

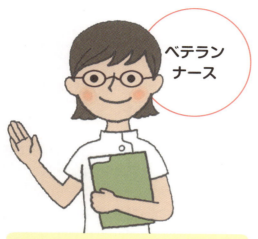

看護歴10年。摂食・嚥下障害看護認定看護師。やさしさの中にも厳しい指導を信念としています。

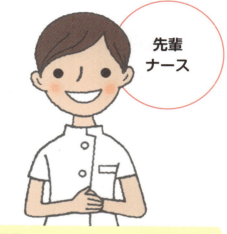

看護歴5年。新人ナースの身近な先輩であり、指導役でもあります。

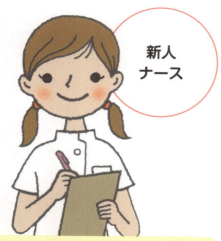

看護歴1年。摂食嚥下障害の症状や対応方法について勉強しています。先輩たちのアドバイスを受けて早く一人前のナースになることを目指しています。

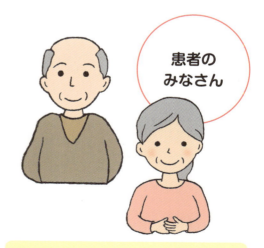

摂食嚥下に問題を抱えている患者さんたちも登場します。

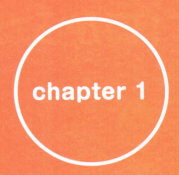

摂食嚥下について知ろう

「摂食嚥下」とは何かという基本的なことを明確にし、
健康な人の体でどのように摂食嚥下が行われているのか、
体の構造と仕組みから理解していきましょう。
摂食嚥下の一連の流れを理解するための
5期モデルについても学びます。

「口から食べること」を考える

私たちにとって当たり前の「口から食べること」が、患者さんにとっていかに重要か、その意義と重要性を知ると同時に、口から食べられないとどのような弊害があるかを理解しておきましょう。

口から食べることの意義

口から食べるということは単に生命維持のためだけではなく、日常生活の楽しみの一つであり、生理的・精神的・社会的側面から喜びを得る活動です。まずは、ふだん何気なく行っている食事という行為にいかに多くの大切な意義があるか、理解を深めておく必要があります。

生理的意義
- 生命維持・肉体的活動に必要なエネルギーの供給
- 口腔の自浄作用
- 自己治癒力・健康の保持増進
- 生活リズムの調整etc

精神的意義
- 食事による満足感
- 精神的な安定、心の安らぎ
- 気力・やる気・意欲の向上
- 気分転換etc

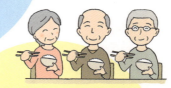

社会的意義
- 日常的な会話などのコミュニケーションの維持
- 社会活動への参加
- 人間関係の維持と拡大
- 行事への参加etc

①生理的意義

生命の維持と心身の活動に必要なエネルギーを供給します。また噛むことで唾液の分泌を促し、口腔内の自浄作用が高まり、感染症の予防に繋がります。食べ物を咀嚼する行為は脳に刺激を与え活性化することにもつながります。さらに、3食きちんと食べることで生活リズムが調整しやすくなります。

②精神的意義

口から食べたという満足感を持ち精神の安定や安らぎが得られます。やる気の向上や、気分の切り替えが上手くでき、生きていく意欲が高まります。食べたいという人間としての欲求が満たされます。

③社会的意義

家族団欒の時間を設けることができます。行事（祝いごと、儀礼、風物）などに参加でき、多くの人とたくさんのコミュニケーションを取ることができます。

口から食べることを諦めずに、少しでも経口摂取を続けられるような取り込みは、実際に多くの成果をあげ、回復を見せた患者さんたちが大勢います。以下に2例紹介します。

ケース①

80歳代の女性Aさんは、他病院で誤嚥性肺炎で入退院を数回繰り返していました。
主治医から胃ろうの検討を説明されましたが、患者さんは口から食べることをあきらめることができずに、当院に入院しました。
入院直後から摂食嚥下リハビリテーションを行い、誤嚥性肺炎を繰り返している原因である口腔内衛生を改善し、食形態の調整も行い、現在は誤嚥性肺炎を起こさずに口から食べられています。

ケース②

90歳代の男性Bさんは、誤嚥性肺炎の疑いで入院されました。入院時に嚥下チームが介入しました。水分でむせ込むことがあったので、とろみ調整食の使い方やあごを上に向けなくても最後まで飲めるコップを使いました。
その後、退院されてしばらくは嚥下外来でフォローをしていました。患者さんは、町内会で今回の入院の体験談とむせない方法をお話されたそうです。皆喜んで聞いていたと嬉しそうに嚥下外来でお話されました。

---

1 摂食嚥下について知ろう

何気ない食事という行為に、こんなにたくさんの意義があるなんて思ってもみませんでした。

新人ナース

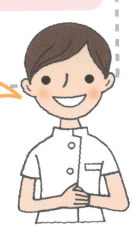

私たちは口から食べられることを当たり前と思いがちだけど、とても重要なのよね。

先輩ナース

食べることによる脳の活性化

　「生理的意義」「社会的意義」「心理的意義」の3つの意義に加えてもう1つ、口から食べることの大きな意義に「脳の活性化」があります。口から食べるということは、単に誤嚥予防というだけでなく脳全体を活性化させるためにも大きな意味を持っています。

　朝起きてしばらくの間は、私たちの頭はすっきりと覚醒していません。しかし周囲の音を聞いたり見たり、食事をして口を動かすことなどを通して脳が刺激され、次第に意識が覚醒します。特に、食事前、食事中、食事後を通して受けとる情報は、五感をフルに刺激してくれます。

　美味しそうな匂い（嗅覚刺激）は嗅覚中枢に入り、食べ物を見ることで視覚刺激が視覚中枢（後頭葉）に入り、呼びかけや食事の支度の音（感覚刺激）は聴覚中枢（側頭葉）に入り、食べて美味しいと感じること（味覚）は味覚中枢（頭頂葉と側頭葉の境目）を刺激します。そして手を動かし咀嚼し飲み込むという動作は運動野と感覚野を働かせます。そして食事が終わり「美味しかった、また食べたい」と前頭葉に記憶を保持されることによって口から食べることによる一連の動きや感覚は脳を活発にさせるのです。

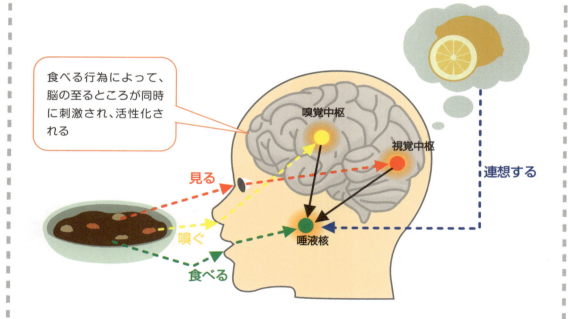

食べる行為によって、脳の至るところが同時に刺激され、活性化される

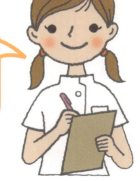

食べることは、脳の活性化にはとても効果的な行為なんですね。口から食べられることは、本当にとても重要なんですね。

新人ナース

口から食べられないことの弊害

　摂食嚥下障害は十分な栄養摂取ができないため、低栄養状態になるリスクが高まります。また水分補給も十分にできないことで、脱水による全身症状として体重減少、低血圧、尿量減少、発熱、皮膚や口腔内の乾燥、気力や体力減退、注意力低下、眠気（覚醒が悪い）なども表れます。

　また、低栄養・脱水が続くと体力、筋力、免疫力の低下を招き、さらに摂食嚥下機能の低下を招くという悪循環に陥ります。呼吸、排痰能力も低下し誤嚥性肺炎のリスクが高まります。口から食べられないと、咀嚼し唾液を出すことが減るため、口腔内を清潔に保つことが難しくなります。そのため口の中に細菌が繁殖し、肺炎にもかかりやすくなります。

　加えて、家族や友人とテーブルを囲み楽しく食事するといった楽しみの機会がなくなります。食事に伴う五感への刺激（左ページ参照）もなくなり、脳の衰えにもつながります。何より食べる喜びや生きがいを失ってしまうと、生きる意欲や活力、やる気を失ってしまいます。

　そのため早い段階から摂食嚥下のリハビリを行うことで、嚥下機能の低下を防ぎ、患者さん自身の体力、気力、闘病意欲を高めていくことができます。

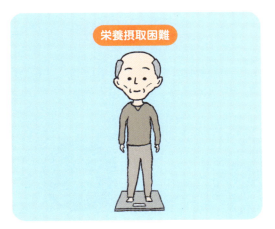
栄養摂取困難

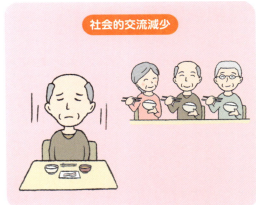
社会的交流減少

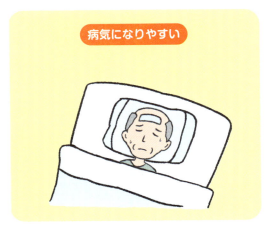
病気になりやすい

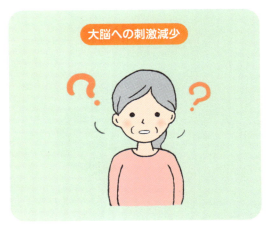
大脳への刺激減少

摂食嚥下って何だろう？

ここでは、摂食嚥下という言葉の意味と、飲み込むという行為に必要な人体の器官について説明します。器官の役割は摂食嚥下の仕組みを理解する上でとても大切なのでよく理解しておきましょう。

摂食嚥下とは

●摂食嚥下の定義

私たちは食事をする際、まず食物を認識し口に運び、口の中でそれを噛み砕き、唾液と混ぜて飲み込みやすい形態にし、飲み込みます。この一連の行為を「摂食嚥下」といいます。また、嚥下とは食べ物を飲み込み、胃に送ることをいいます。

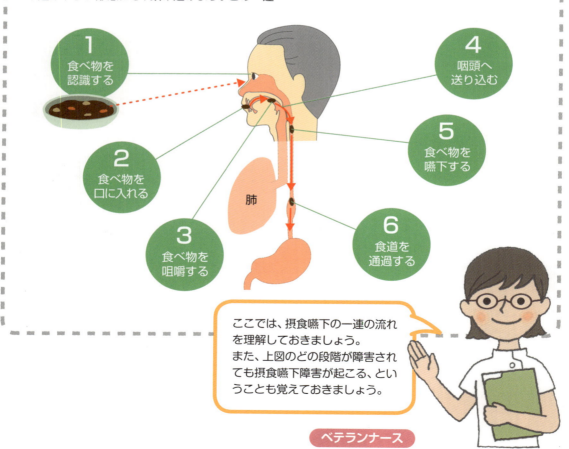

1 食べ物を認識する
2 食べ物を口に入れる
3 食べ物を咀嚼する
4 咽頭へ送り込む
5 食べ物を嚥下する
6 食道を通過する

肺

ここでは、摂食嚥下の一連の流れを理解しておきましょう。
また、上図のどの段階が障害されても摂食嚥下障害が起こる、ということも覚えておきましょう。

ベテランナース

飲み込むために必要な器官

●摂食嚥下に関わる器官

ふだん何気なく摂っている食事ですが、実際のメカニズムはたいへん複雑で、口や、喉の様々な部分が上手く連携を取ることで成り立っています。これらのどの部分に問題が発生しても、摂食嚥下に障害が出る場合があります。次ページからは各部位の関わりについて解説していきますので、まずは下の図で全体をおおまかに概観しておいてください。

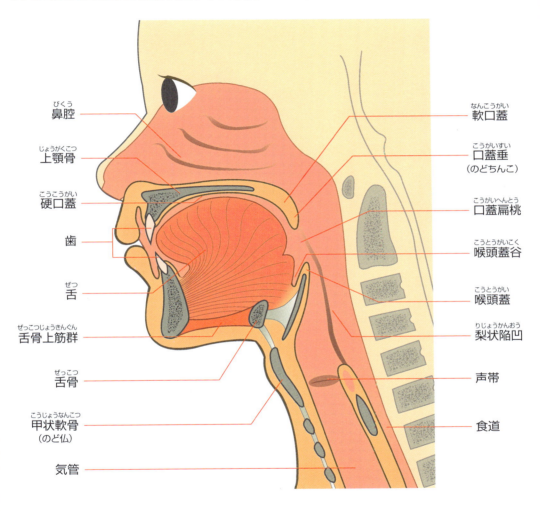

摂食嚥下に関わる各部位

●口腔(こうくう)

　食べ物はまず、最初に口の中に入れられます。口腔では、食べ物を噛み砕き（咀嚼）、唾液と混ぜて飲み込むために適した状態（食塊）にします。その際、口腔の中でも特に「唇（口唇）」と「舌」がどのような働きや役割を果たしているのか、詳しく見ておきましょう。

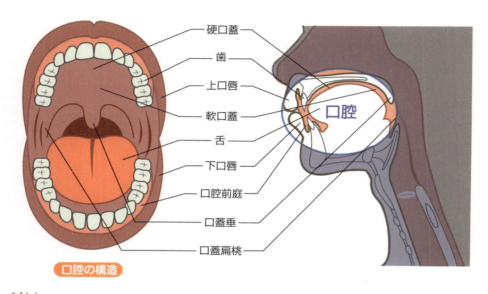

口腔の構造

●①口唇(こうしん)

　食べ物を噛んでいるとき（咀嚼時）、唇は頬の動きと連動して、歯と唇の間（口腔前庭）に食べ物が残らないようにしています。その際、唇（口唇）は口に含んだ食べ物が外に漏れないようにするだけでなく、閉じることで口腔内の圧力を維持し、食べ物を食道へと送り込みやすくしています。

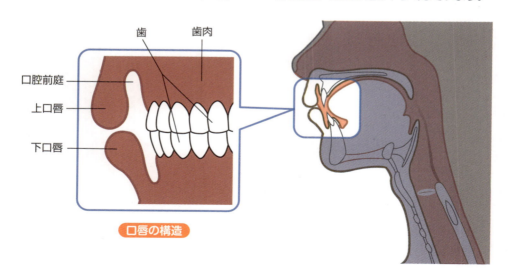

口唇の構造

②舌

舌は口の中の食べ物を咀嚼しやすい場所に移動させたり、その場に保持したりするために使われます。舌は舌可動部（舌体）と舌根に分かれ、舌根は中咽頭の前壁に位置し（次ページ参照）、舌可動部には葉状乳頭、茸状乳頭、有郭乳頭といった味蕾が存在します。咀嚼が終わると、舌は食べ物を咽頭へと送り込む役割もします。

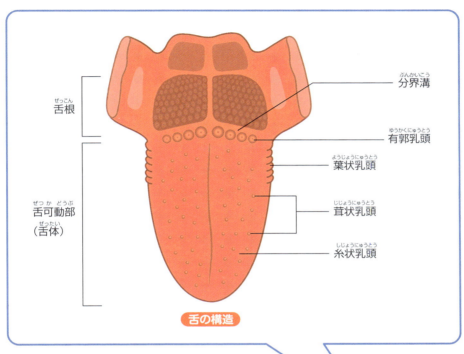

舌の構造

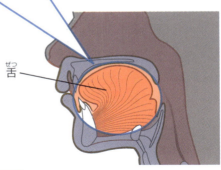

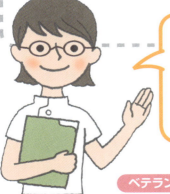

口腔についてもう1つ大切なのが「歯」です。入れ歯（義歯）は噛むだけでなく、口の中の食べ物、飲み物の保持という意味でとても大切な役割をしています。

ベテランナース

●咽頭（いんとう）

　咽頭は鼻腔の下から食道の上に位置し、上から順に上咽頭、中咽頭、下咽頭の3つに分けられます。食べ物の塊（食塊）が鼻腔に入るのを防ぐフタの役割をし、また口腔から舌によって送り込まれた食べ物を食道へ送り込みます。このとき咽頭で作られる圧によって、食べ物がスムーズに食道に送り込まれます。

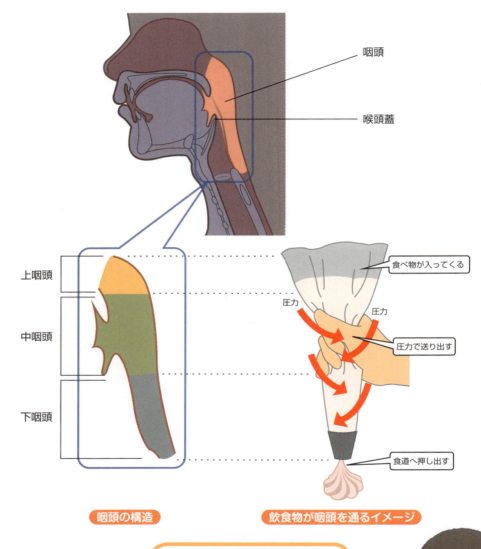

咽頭の構造　　　　　飲食物が咽頭を通るイメージ

咽頭では、通過する飲食物を筋肉が搾り出すように圧力を加えて、タイミングよく瞬時に、食道へと押し出すように送り込みます。この筋肉の働きが弱まっても、摂食嚥下に障害が起こります。

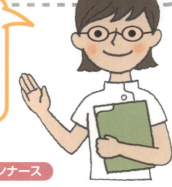

ベテランナース

●呼吸と嚥下の関係

　嚥下時は声門が閉じて呼吸もできません（嚥下性無呼吸）。逆に、呼吸回数が多いほど呼吸が優先し嚥下がしにくくなるといえます。このように、呼吸と嚥下は関係が深く、呼吸状態が悪い場合ほど誤嚥や窒息のリスクも高くなります。多くの人は物を飲み込んだ後、呼気から再開されます。これがもし吸気から再開されると、吸気と一緒に食塊が気管に吸い込まれやすくなります。

　また、下で見るように人体は構造上、鼻から入る空気道と口から入る食物道が咽頭で合流するため、誤嚥を起こしやすくなっています。人間以外の哺乳類では咽頭が口から入るものは食道へ、鼻から入る空気は気管に必ず入るように立体交差しているため、人間は特に誤嚥しやすい特徴を持っています。

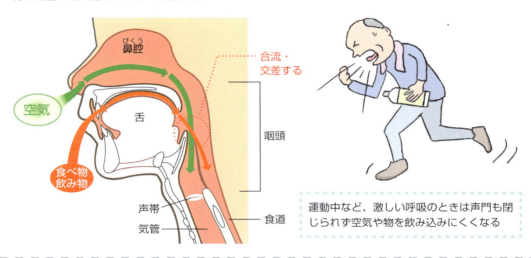

運動中など、激しい呼吸のときは声門も閉じられず空気や物を飲み込みにくくなる

---

column
人間とチンパンジーの咽頭の違い

　人間は他の哺乳類よりも喉頭が低い位置にあり、軟口蓋と喉頭蓋が離れているため、空気道と食物道が交差する空間（咽頭腔）で誤嚥を起こしやすくなっています。人間にとても近いとされるチンパンジーでも、軟口蓋と喉頭蓋は接しているため、口からの空気の通り道は塞がっていて、誤嚥しにくいことがわかります。人間はこの広い咽頭腔を得たことで発音が豊かになり、高度な言語能力を得た代わりに、とても誤嚥しやすい体の構造をしているといえます。

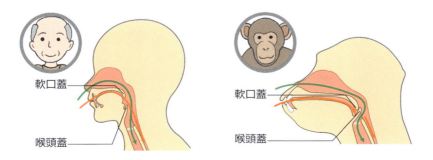

● 喉頭

　喉頭は気管へとつながる部分で、舌骨、喉頭蓋軟骨、甲状軟骨、輪状軟骨などの軟骨で形成されています。呼気・吸気の通り道であり、発声の機能や食べ物が気道に入るのを防ぐ気道防御の働きもあります。通常の呼吸をしているときの声門は開いた状態にあり、嚥下時には閉鎖して食物の気道への侵入を防ぎます。

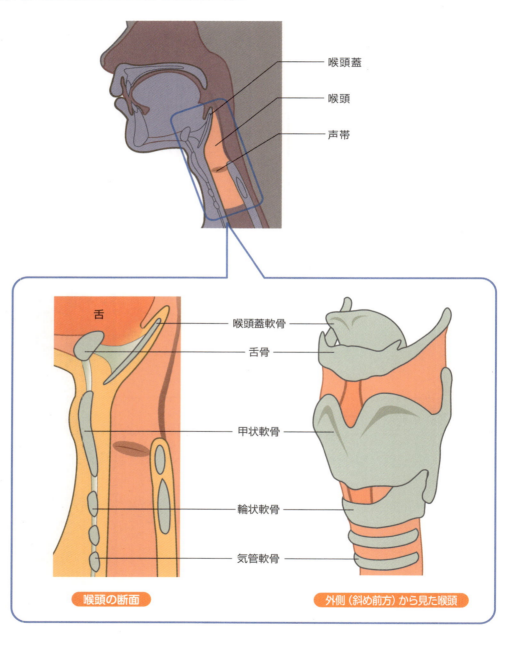

●食道

食道は喉頭の輪状軟骨の下から始まり、頸部食道、胸部食道、腹部食道の部位に区分され、食道胃接合部までをいいます。食道には、第一狭窄部、第二狭窄部、第三狭窄部という、構造的に狭くなっている3つの箇所があり、胃の内容物や胃液が逆流する胃食道逆流を防止しています。口から入って食塊となった食べ物は、蠕動運動によって胃まで送られます。

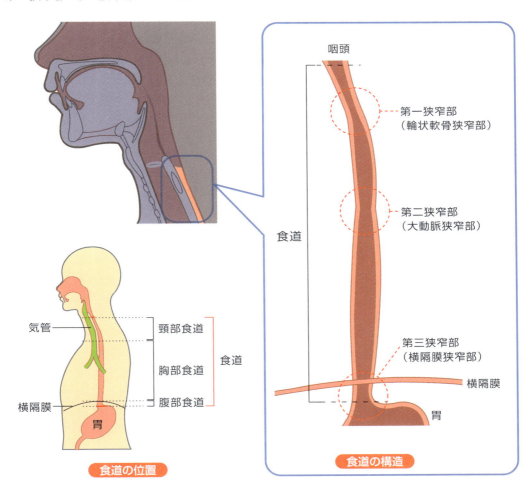

食道の位置

食道の構造

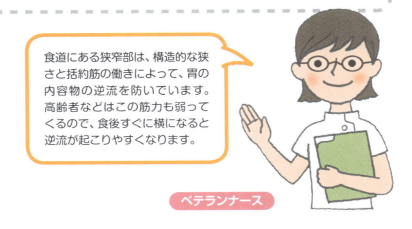

食道にある狭窄部は、構造的な狭さと括約筋の働きによって、胃の内容物の逆流を防いでいます。高齢者などはこの筋力も弱ってくるので、食後すぐに横になると逆流が起こりやすくなります。

ベテランナース

1 摂食嚥下について知ろう

「飲み込み」のプロセス

食事で食べ物を飲み込む行為の中で、私たちの体では実に多くのことが起こっています。ここでは「摂食嚥下5期モデル」を使うことで、ふだん意識していない「飲み込み」のプロセスの流れを押さえておきましょう。

飲み込みのプロセス

摂食嚥下は、先行期、準備期、口腔期、咽頭期、食道期の5つのステージに分かれています。単に咀嚼や嚥下反射の状態を観察するだけでなく、食物を認知するところから胃に到達するまでの全体を把握する方法で、看護や介護の現場で広く用いられています。

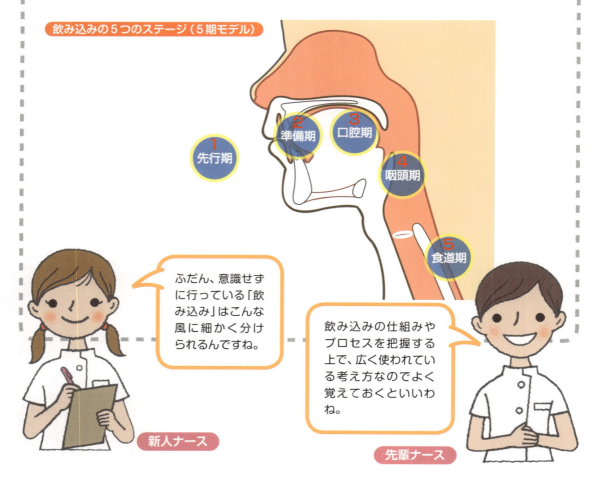

飲み込みの5つのステージ（5期モデル）

1 先行期　2 準備期　3 口腔期　4 咽頭期　5 食道期

新人ナース：ふだん、意識せずに行っている「飲み込み」はこんな風に細かく分けられるんですね。

先輩ナース：飲み込みの仕組みやプロセスを把握する上で、広く使われている考え方なのでよく覚えておくといいわね。

摂食嚥下の5期モデル

食事をする際の一連の動作を5つのプロセスに分けることで、飲み込みの際に何が起きているのか、一つひとつの動作の意味が把握しやすくなります。5つのプロセスの中で、どこか1つでも問題が起きると、摂食嚥下障害が起こると考えられます。

● ①先行期

人間は食物を摂取するとき、様々な情報を取集します。食事の形や量、質や熱さ匂いなどを認識して、食べ方を判断したり、唾液の分泌を促したりします。

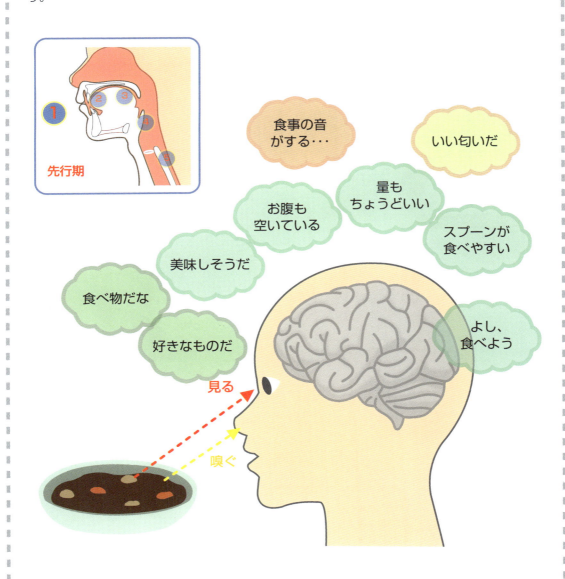

1 摂食嚥下について知ろう

●②準備期（咀嚼期）

　食物の状態に応じて咀嚼し、唾液と混ぜ合わせた食塊を形成することで飲み込みやすい形状にします。咀嚼し食塊を作るためには歯が必要ですが、同時に歯の噛む面から食物が落ちないようにする頬と舌の協調運動も重要になります。

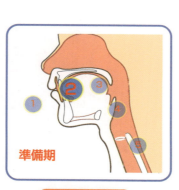

咀嚼のイメージ

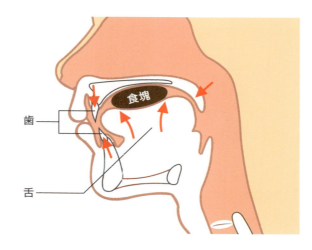

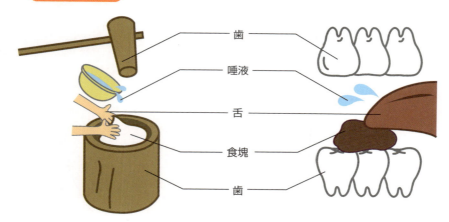

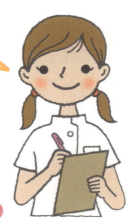

食べ物はそのまま飲み込むのではなく、嚥下前の準備として、まずは歯と唾液と舌と頬のコンビネーションで、飲み込みやすい「食塊」の状態に加工されるんですね。ペースト食の形にして飲み込んでいるということですね。

新人ナース

●③口腔期

舌の上で形成された食塊が複雑な舌の運動により咽頭に送られる時期です。舌根は下がり、食塊を送り込みやすい形にします。

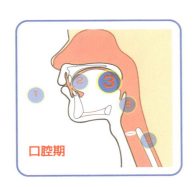

口腔期

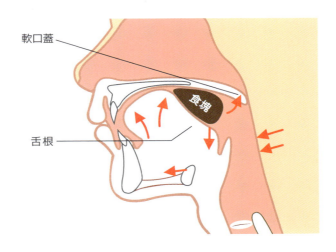

軟口蓋
食塊
舌根

●④咽頭期

食塊が咽頭へ送り込まれると、喉頭が挙がって嚥下反射が起こり、一瞬（0.4～0.6秒）で食塊は咽頭から食道へと送り込まれます。軟口蓋は嚥下時に挙がって鼻腔と咽頭腔を遮断して鼻腔への食物の侵入を防ぎます。そして喉頭蓋は舌骨が前上方へ挙がると反転し、同時に咽頭も前上方へ挙がって気道に食物が侵入しないように防ぎます。

飲食物を送り込む嚥下圧は咽頭期で突然発生するのではなく、口からのどにかけて順に閉じて内部を狭めて圧を高めていきます（P18参照）。

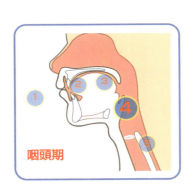

咽頭期

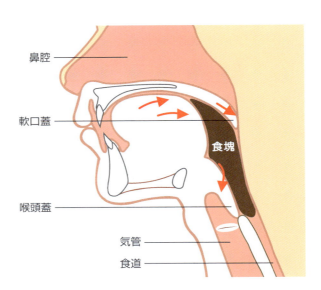

鼻腔
軟口蓋
食塊
喉頭蓋
気管
食道

● ⑤食道期
　食塊が送り込まれると上食道括約筋が収縮して、食道を閉鎖して咽頭への逆流を防ぎ、食道の蠕動運動により食物は胃に送り込まれます。

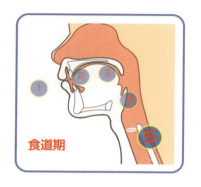

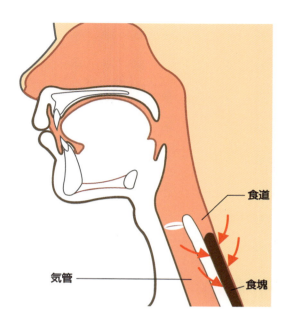

食べ物を口にする前の先行期から、ここまでの一連の流れがすべて、摂食嚥下のプロセスになるんですね。

新人ナース

そうですね。食べて飲み込む、という行為にはこれだけのことが含まれています。ここからは、この摂食嚥下に問題が起きたときについてみていきましょう。

先輩ナース

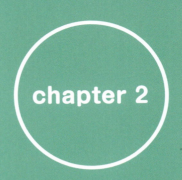

摂食嚥下障害を理解しよう

摂食嚥下障害は、様々な疾患にともなって生じる病態です。
Chapter1では主に正常な摂食嚥下の仕組みをみてきましたが、
ここでは摂食嚥下に問題が起きたとき、どのような形で
それが表れるのかを知るとともに、チェックや検査の
方法についても詳しくみておきましょう。

「飲み込み」が悪くなる疾患

「飲み込み」は様々な疾患で悪くなることがあります。ここでは摂食嚥下障害を3つのタイプに分け、それらを引き起こしやすい主な疾患について確認しておきましょう。

飲み込みが悪くなる様々な疾患

飲み込みが悪くなる原因として、様々な疾患が挙げられます。それらが引き起こす摂食嚥下障害は「器質的障害」「機能的障害」「心因的障害」の3つに大きく分けられます。原因疾患すべての特徴を覚えるのはたいへんですが、まずはこれら3つの特徴について押さえておきましょう。

器質的障害
舌炎、アフタ、歯槽膿漏（しそうのうろう）、食道炎、潰瘍、狭窄（きょうさく）、食道裂孔ヘルニア、口唇裂、口蓋裂、口腔・咽頭腫瘍、口腔・咽頭部の術後、頭頸部腫瘍、歯牙の欠損　など

機能的障害
脳血管障害、脳腫瘍、頭部外傷、知的障害、代謝性疾患、脳炎、脳性麻痺、末梢神経障害（ギランバレー症候群等）、多発性硬化症、筋ジストロフィー、神経筋疾患（パーキンソン病、筋萎縮性側索硬化症等）、重症筋無力症、アカラシア、薬剤の副作用　など

心因的障害
神経性食思不振症、認知症、うつ状態、拒食、心身症、ストレス、不安　など

●器質的障害

解剖的構造の異常によって障害が起こることを**器質的障害**といいます。主に食べ物の通り道に構造上の問題が起きています。先天性疾患や口腔・咽頭の癌などにより引き起こされます。

・唇裂口蓋裂、先天性食道閉鎖
・舌癌、喉頭癌
・頸椎症（けいついしょう）　など

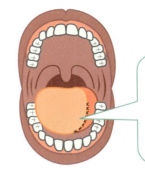

舌癌（ぜつがん）の切除など、構造的な問題で飲み込みに障害が出る場合は器質的障害に当たります。

●機能的障害

解剖学的な構造に問題がなくても、食べるために動かす筋肉や神経に障害が起こることを**機能的障害**といいます。食べ物を送り込む動きなどに問題が起きています。疾患だけでなく、加齢などによる衰えも含まれます。

・脳血管疾患
・神経筋疾患
・加齢による嚥下障害　など

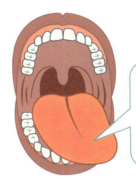

麻痺や筋力低下などによって飲み込みに障害が出る場合は機能的障害に当たります。

●心因的障害

不安や恐怖、ストレスといった心的な要因で摂食嚥下に問題が起きる場合を心因的障害といいます。実際の嚥下機能に問題が起こる場合だけでなく、理学的所見や検査で機能に問題がないと診断されても、飲み込みにくい、のどの詰まりを感じるなどの訴えが出る場合もあります。

・神経因性食欲不振症
・摂食障害
・うつ病　など

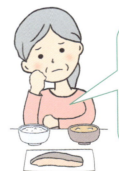

検査などで機能や構造に問題がなくても、飲み込みに問題があれば、心因的障害の可能性があります。

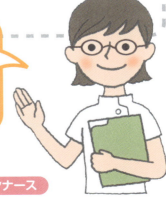

健康な人であっても、加齢によって飲み込む力は年々衰えていきます。(P52「高齢者の摂食嚥下の特徴」参照)
誰もが摂食嚥下障害になりえますので、身近な問題として考えましょう。

ベテランナース

2 摂食嚥下障害を理解しよう

飲み込みの異常に気づこう

患者さんの飲み込みの異常にできるだけ早い段階で気づくことができれば、誤嚥性肺炎などの予防にもつながります。ここでは、飲み込みに異常がある場合に表れやすい、代表的な症状をみていきましょう。

誤嚥の3つのタイプ

まず最初に、そもそも誤嚥とは何か、定義をまとめておきます。

> **誤嚥とは…**
> 飲食物などが食道に入らずに、誤って気管に入ること

この誤嚥も、どのタイミングで起こるか、何が原因かなどいろいろな種類やタイプがあります。以下では誤嚥が起こるタイミングについて3つのタイプを解説します。

●① 嚥下前誤嚥（飲み込み動作前の誤嚥）

食べ物を噛んでいる最中など、嚥下反射が起こる前に食塊が気管内へ流れ込むことにより生じる誤嚥です。主に、舌運動の低下などから食物が口腔内に保持できず、早期咽頭流入をきたすことや意識障害などで嚥下反射の惹起遅延が起こることなどが原因となります。

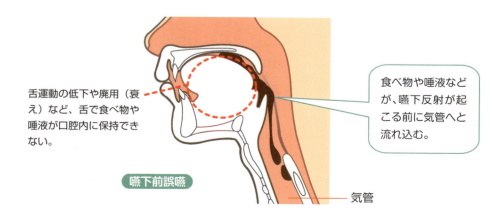

舌運動の低下や廃用（衰え）など、舌で食べ物や唾液が口腔内に保持できない。

嚥下前誤嚥

食べ物や唾液などが、嚥下反射が起こる前に気管へと流れ込む。

気管

●② 嚥下中誤嚥（飲み込み動作中の誤嚥）

嚥下反射中に食塊が気管内へ流れ込むことにより生じる誤嚥です。主に、喉頭が十分に上がらない、喉頭閉鎖や声門閉鎖がうまくできないといったことが原因となります。

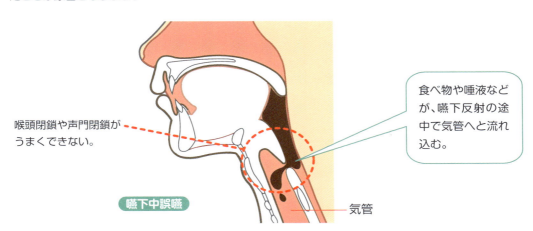

●③ 嚥下後誤嚥（飲み込み動作後の誤嚥）

嚥下反射後に食物残渣が気管内へ流れ込むことで生じる誤嚥です。主に、喉頭が十分に上がらず、食道入口部の開大が不十分の場合や、咽頭収縮筋の低下から咽頭内圧が十分高められないことが原因となります。

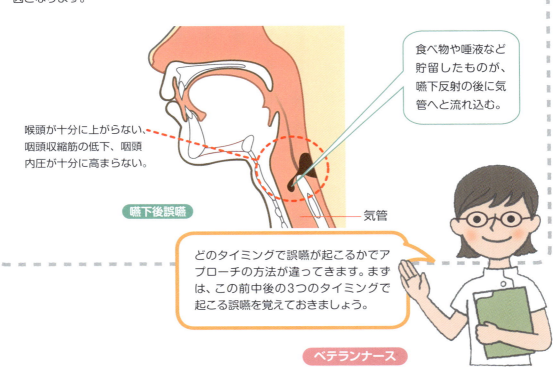

いろいろな誤嚥

飲食物以外で起こる誤嚥や、通常は起こる「むせ」が生じない誤嚥もあります。

●唾液誤嚥
ふだん何気なく飲み込んでいる唾液が、気管に入る場合があります。特に食事以外のときにむせ込んでいる場合に多く見られます。口腔内汚染がある唾液は細菌が多く存在するので、誤嚥した場合には誤嚥性肺炎を引き起こす原因にもなります。

●胃食道逆流
胃や食道を逆流してきた胃酸を誤嚥する場合があります。胃酸の誤嚥は肺に化学的炎症を起こし、化学性肺炎の原因となります。主に逆流性食道炎の患者さんに多いといわれています。

●不顕性(ふけんせい)誤嚥
飲食物や唾液などが気管に入っても、むせ込まない誤嚥をいいます。咳反射の低下や気管の感覚が鈍くなっているのが原因とされます。むせ込みがないため、患者さんも周囲も症状に気づきにくく、急に発熱することもあるため注意が必要です。入眠中に起こりやすいという特徴があります。

食事の際に見られる徴候

多くの場合、食事の際に飲み込みの異常が表れやすいので、食べている様子の観察が大切です。

●食事中のむせ込み
むせ込みは気管に異物が入ったときに外に出そうとする防御反応です。数回くらいのむせ込みであれば様子を見ますが、頻繁なむせ込みが見られる場合や、咳の力が弱い場合は注意が必要です。

●食べ物をこぼしやすい
認知力低下や手・腕の麻痺がある患者は食具をうまく使えないことがあります。また、口に入れてから食べ物がこぼれやすい場合は、口の動きが悪いことが考えられます。

●一度に飲み込めない（食べ物が口に残る）
食べ物が飲みきれずに口に残ると、むせ込みの原因になります。飲み込む力の低下が考えられます。

●食事時間が長くなった
以前と比べて食事時間が長くなった場合には、食事がスムーズに進まない何らかの原因があります。飲み込みが悪くなっていることも十分に考えられるのでよく観察する必要があります。

飲み込みの異常が疑われる他の症状と対応

飲み込みが悪いことで起こりうる症状があります。以下の2つは代表的な症状です。

●低栄養

高齢者はさまざまな要因で食事量が低下するため、低栄養に陥りやすくなります。その結果、活動量も減り免疫力の低下を引き起こし、誤嚥性肺炎のリスクも高まります。食欲不振が続く・体重が減っているなどの症状は、低栄養に陥っている可能性があり要注意です。日頃から血清アルブミン値や体重減少率、1日の必要エネルギー量などの把握をして、栄養管理をすることが大切です。

●脱水症状

高齢者は、脱水の自覚症状が乏しいため、脱水症状になりやすいといわれています。特に飲み込みに問題がある患者さんは、水分でむせやすくなるため、水分を補給したがらない傾向にあります。

脱水症状は、脳梗塞、腎機能の低下、尿路感染、便秘といった全身状態に悪影響を及ぼすため、周囲は日頃から脱水症状が出ていないか観察し、水分摂取量を管理することが大切です。

低栄養の判断基準

低栄養の目安

① 血液中の主要たんぱく質で、栄養状態の指標の1つ血清**アルブミン値**が **3.5g/dl** を下回る。

② 1〜6ヶ月の**体重減少率**の数値で、低栄養の程度がわかる。

〔体重減少率の計算式〕 **（平常時の体重(kg)－現在の体重(kg)）÷平常時の体重(kg)×100**
（1ヶ月で5％、3ヶ月で7.5％、6ヶ月で10％の減少率を上回る場合は低栄養のリスクが高い）

③ 1日に必要な**エネルギー摂取量**の目安を満たしているかどうか計算する。

〔エネルギー摂取量の計算式〕 **エネルギー摂取量(kcal/日)＝標準体重(kg)×身体活動量(kcal)**
・標準体重の計算式：標準体重(kg)＝身長(m)×身長(m)×22
・身体活動量（体重1kgあたり）の目安：デスクワーク等が多い軽労作……25〜30kcal未満
　立ち仕事等が多い普通の労作……30〜35kcal未満、力仕事等が多い重い労作…35kcal以上

脱水症状の判断基準

脱水症状のチェックポイント

① 口の中が乾いている　② 尿の量が減った　③ 皮膚が乾燥している
④ 立ちくらみや頭痛がある　⑤ 意識がもうろうとしている

1日に必要な水分摂取量の目安

〔計算式〕 **必要水分量＝不感蒸泄＋（糞便など）－代謝水**

〔簡易計算式〕 **必要水分量(ml/日)＝年齢別必要量(ml)×実測体重(kg)**
（22歳〜55歳の場合：35ml/kg/日、55歳〜65歳の場合：30ml/kg/日、
65歳以上の場合：25ml/kg/日が、それぞれ1日に必要な水分摂取量となる）

窒息

食べ物による窒息は、食塊が気管を塞ぐことで起こります。窒息は高齢者（65歳以上）に多く、毎年約4000人の方が窒息で亡くなっています。これは不慮の事故による死亡原因の中で1位です。特に摂食嚥下障害のある患者さんには注意が必要になります。

●窒息のリスクがある人
① 認知機能の低下があり、何を食べているかを認識せずに口に入れている
② 噛む力、飲み込む力が弱い
③ よく噛まずに飲み込んでいる。また、次から次へと食べ物を口に詰め込んでいる
④ 食事介助を受けている人で、起床直後の十分に覚醒していない状態で食事している
⑤ 姿勢が崩れながら食べている

●窒息を起こしやすい食品
口腔内や咽頭にはりつきやすい餅、パン、ご飯などの食品は窒息を起こしやすくなります。

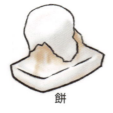
餅

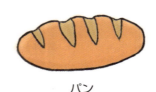
パン

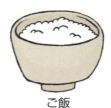
ご飯

●窒息への対応
窒息時の応急処置としては、指でのかき出し（指拭法）、吸引器で吸引、背部叩打法、ハイムリッヒ法があります。ハインリッヒ法は、消防署でトレーニングを受けることもできます。

●背部叩打法
後ろから手のひらの基部で、左右の肩甲骨の中間（下図参照）あたりを力強く何度も叩きます。

●ハイムリッヒ法
後ろから両腕を回して抱えるようにし、片手で握りこぶしを作り、みぞおちの下に当てます。その上をもう一方の手で握り、上方に向かって圧迫しながら押し上げます。

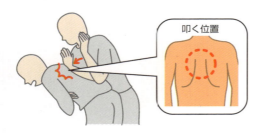
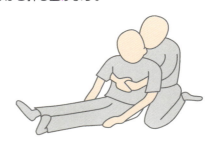

誤嚥性肺炎

飲み込みが悪くなることで起こる肺炎です。誤嚥物が肺に入った場合、体力・免疫力が低下していると菌が繁殖し、炎症を起こして発症します。

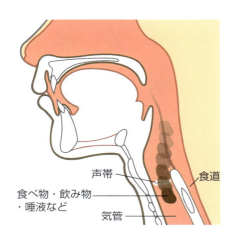

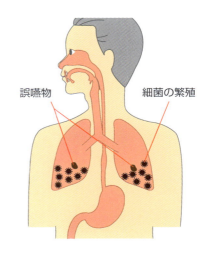

●誤嚥性肺炎にみられる徴候

誤嚥性肺炎は誤嚥が原因なので、P32の食事の際に見られる徴候も表れますが、それ以外にも誤嚥性肺炎の徴候がありますので覚えておきましょう。

①食事中のむせ込み　②発熱が続く　③痰がよくからむ
④息がしづらい　⑤声の出が悪くなる（嗄声(させい)）　⑥夜間の咳き込み　など

---

column　誤飲とは

　タバコやプラスチック製品など、食べ物以外のものを誤って飲み込んでしまうことをいいます。食べ物とそれ以外を識別できない8ヶ月から2歳くらいの小さな子どもが起こしやすいといわれています。
　しかし、最近では高齢者の誤飲も増えてきています。原因の一つとして、認知症による判断力の低下があります。そうした高齢者の誤飲では、PTP包装シートや漂白剤、部分入れ歯などが多いといわれています。消費者庁は右のような安全対策を提示しています。

- 薬のPTP包装シートは1錠ずつに切り離さない。
- 食品や薬とそれ以外のものは分けて保管する。
- 食品以外のものを食品用の容器に移し替えない。
- 認知症の方の手の届く所に不要な物や危険な物を置かない。

（消費者庁・ウェブサイトより）

飲み込み機能をチェックしよう

飲み込み機能のチェック方法は、スクリーニングや検査方法など数多くあります。それぞれの特徴や方法を知っておくとよいでしょう。ここでは代表的なものをみていきましょう。

いろいろある飲み込み機能のチェック方法

飲み込み機能のチェック方法にはベッドサイドで行える「スクリーニング」や、食べるために必要な器官に麻痺がないかをみる「フィジカルアセスメント」、専門的に誤嚥の診断をする「嚥下造影検査・嚥下内視鏡検査」といったチェック方法があります。

スクリーニングや専門的検査方法を組み合わせることで嚥下障害の疑いがある患者さんを抽出することができます。

スクリーニング

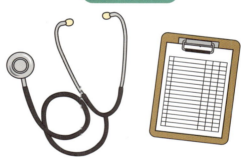

フィジカルアセスメント

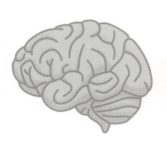
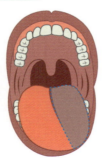

嚥下造影検査 嚥下内視鏡検査

➡ P46 〜参照

スクリーニング（ベッドサイドで行えるテスト）

飲み込みが悪くなる疾患としては、脳血管疾患や神経筋疾患などがあります。患者さんからの典型的な訴えは「飲み込みにくい、むせる」などですが、明らかな訴えがない場合もあります。特に高齢者は加齢により嚥下機能が低下している場合があり、嚥下障害の自覚がない患者さんもいます。

こうしたことから、自覚のあるなしに関わらず徴候の見られる患者さんに対して、簡便にできるスクリーニングを活用して、嚥下障害の有無を確認しましょう。

●①嚥下質問紙

下の表は患者さんの背景に摂食嚥下障害の存在があるかないかを確認するための質問用紙です。15項目からなり、ベッドサイドで簡単に記載することができます。

摂食嚥下障害の質問紙

次の15の質問について、それぞれ右欄のA、B、Cのいずれかに○をつけてください。

質問番号	嚥下の状態についての質問	A	B	C
1	肺炎と診断されたことがありますか？	くり返す	一度だけ	なし
2	やせてきましたか？	明らかに	わずかに	なし
3	物が飲み込みにくいと感じることがありますか？	よくある	ときどき	なし
4	食事中にむせることがありますか？	よくある	ときどき	なし
5	お茶を飲むときにむせることがありますか？	よくある	ときどき	なし
6	食事中や食後、それ以外のとき、のどがゴロゴロ（痰が絡んだ感じ）することがありますか？	よくある	ときどき	なし
7	のどに食べ物が残る感じがすることがありますか？	よくある	ときどき	なし
8	食べるのが遅くなりましたか？	たいへん	わずかに	なし
9	硬いものが食べにくくなりましたか？	たいへん	わずかに	なし
10	口から食べ物がこぼれることがありますか？	たいへん	ときどき	なし
11	口の中に食べ物が残ることがありますか？	よくある	ときどき	なし
12	食べ物やすっぱい液が胃からのどに戻ってくることはありますか？	よくある	ときどき	なし
13	胸に食べ物が残ったり、つまった感じがすることがありますか？	よくある	ときどき	なし
14	夜、咳で寝られなかったり目覚めることがありますか？	よくある	ときどき	なし
15	声がかすれてきましたか？（ガラガラ声、かすれ声など）	たいへん	わずかに	なし

出典：大熊るりほか：摂食・嚥下障害スクリーニングのための質問紙の開発日本摂食・嚥下リハビリテーション学会誌.6(1)：3-8 2002

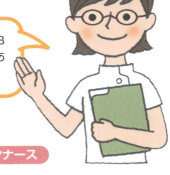

Aが1つでもあれば「嚥下障害あり」、Bがいくつかあれば「嚥下障害の疑いあり」と判断します。

ベテランナース

2 摂食嚥下障害を理解しよう

●②反復唾液嚥下テスト（RSST：repetitive saliva swallowing test）

　唾液を何回飲めるかを測定して、嚥下反射の随意的な惹起能力を評価します。食物などを使用しないので安全で簡単なスクリーニング方法です。

方法：①中指でのど仏（喉頭隆起）を人差し指で舌骨にあてます。
　　　②30秒間で唾液を何回飲めるかを測定します。
※口腔乾燥がある場合は、口の中を湿らせてから行ってください。また、測定時に患者さんの顎が上がり過ぎると上手く飲み込めないため、顎を引いた姿勢で行います。

評価：唾液を飲める回数が、
　　　・30秒間に3回以上であれば良好
　　　・30秒間に2回以下であれば不良
注意：以下のような場合は測定外となります。
　　　・意識が低下している患者
　　　・認知機能が低下している患者
　　　・頸部を手術した患者

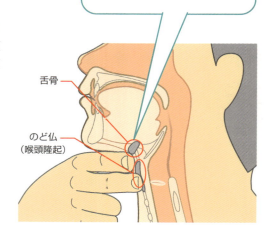

飲み込んだときに、「舌骨」の動きがひとさし指をしっかり越えたら、1回とカウントする。
少し動いただけでは1回に数えない。

●③改訂水飲みテスト（MWST：modified water swallowing test）

　冷水を口腔内に入れてむせ込みの有無や嚥下動作のよる呼吸状態の評価をします。

方法：①冷水を3ml口腔底に注ぎ嚥下を指示します。
　　　②嚥下後、反復嚥下を2回促します。
　　　③評価基準4点以上の場合は、最大2回施行繰り返します。
　　　④最低点を評価とします。
※とろみ調整食品を使用した場合は、必ず看護記録に記載します。

評価：1点：嚥下なし、むせる and／or 呼吸切迫
　　　2点：嚥下あり、呼吸切迫（不顕性誤嚥の疑い）
　　　3点：嚥下あり、呼吸良好、むせるand／or 湿性嗄声
　　　4点：嚥下あり、呼吸良好、むせない
　　　5点：4点に加え、反復嚥下が30秒以内に2度可能

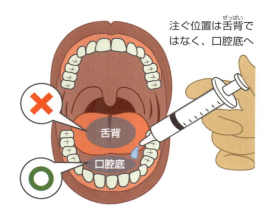

注ぐ位置は舌背ではなく、口腔底へ

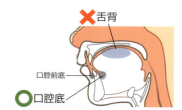

●④フードテスト (FT：food test)

飲み込みやすい食品を使って、食塊形成や咽頭への食塊の送り込みを評価します。

方法：①茶さじ1杯 (4g) のプリンなどを舌背前部に置き嚥下を促します。
　　　②嚥下後、反復嚥下を2回促します。
　　　③評価基準4点以上の場合は、最大2回繰り返します。
　　　④最低点を用いて評価します。

評価：1点：嚥下なし、むせる and/or 呼吸切迫
　　　2点：嚥下あり、呼吸切迫（不顕性誤嚥の疑い）
　　　3点：嚥下あり、呼吸良好、むせる and/or 湿性嗄声、口腔内残留中等度
　　　4点：嚥下あり、呼吸良好、むせない、口腔内残留ほぼなし
　　　5点：4点に加え、反復嚥下が30秒以内に2度可能

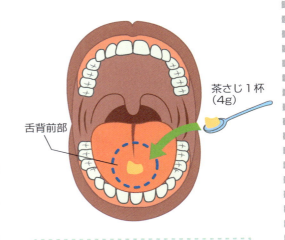

口腔内の残留を確認することで、食塊形成や、咽頭送り込みを評価します。

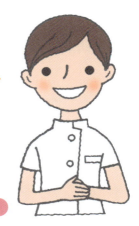

入院時からきちんと嚥下評価をしておくと、その後の経過観察もしやすくなります。ひと口量は、慣れや目分量で済ませてしまう人もとても多いですが、計量スケールなどできちんと計量することが大切です。

先輩ナース

2　摂食嚥下障害を理解しよう

頸部聴診法

　頸部聴診法は，嚥下時に咽頭部で生じる嚥下音や呼吸音を頸部から聴診器で聴き取る方法です。嚥下音や呼吸音の特徴、さらにはそれらが発生するタイミングなどを聴き取って、嚥下障害を評価する方法です。

方法：①咽頭貯留物を取り除いた後、聴診器で頸部に触れます。
　　　②検査食で嚥下を促し嚥下音と嚥下前後の呼吸音を聴診します。

評価：健常な場合、淀みのない呼吸音に続き、嚥下に伴う呼吸停止、さらに嚥下後にも淀みのない呼気が聴診されます。
　　　異常がある場合、咽頭への食物が流れ込む音（ブクブク、ボコボコといった音）、喘鳴（ヒューヒュー、ゼイゼイといった音）、咳、咳払い、湿性嗄声が聴診されます。
聴診部位：気管外側の輪状軟骨の直下

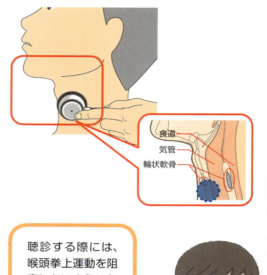

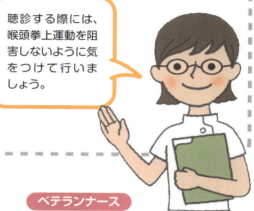

聴診する際には、喉頭挙上運動を阻害しないように気をつけて行いましょう。

ベテランナース

---

column

構音

　声は肺から吐き出す呼気で声帯を震わせて作られますが、構音とはその際に唇やあご・舌を動かして、出された音に変化を与えて、様々な言語音を作り出すことをいいます。

　口唇音：唇を動かすことで出す音です。「パ行」「バ行」「マ行」があります。
　舌尖音：舌の先を動かすことで出す音です。「ラ行」「タ行」「ナ行」があります。
　奥舌音：舌の奥の部分を動かすことで出す音です。「カ行」「ガ行」があります。

　構音障害が疑われる場合は、「パタカラ」と言ってもらうことで、パ行（口唇）、タ行・ラ行（舌尖）、カ行（奥舌）に歪みがあるかどうかの評価をしやすくなります。

フィジカルアセスメント

フィジカルアセスメントとは、問診・視診・触診・聴診・打診などを通して、実際に患者さんの身体に触れながら、「生きている証の機能評価（バイタルサイン〈呼吸器／循環器〉など）」や「生きていくための機能評価（運動器／感覚器／認知機能）」を評価・査定して、症状の把握や異常の早期発見を行うことです。摂食嚥下においては、主に嚥下に関わる機能の評価を行います。

● 嚥下に関わる脳神経

食べる行為は脳神経によって成立しています。脳神経が健全な状態でないと正常な嚥下ができないため、脳血管疾患などの脳神経麻痺が起こると嚥下障害が起こります。そのため、嚥下に関わっている脳神経の麻痺の有無を確認する必要があります。ここでは、嚥下に関わっている脳神経を以下にまとめています。

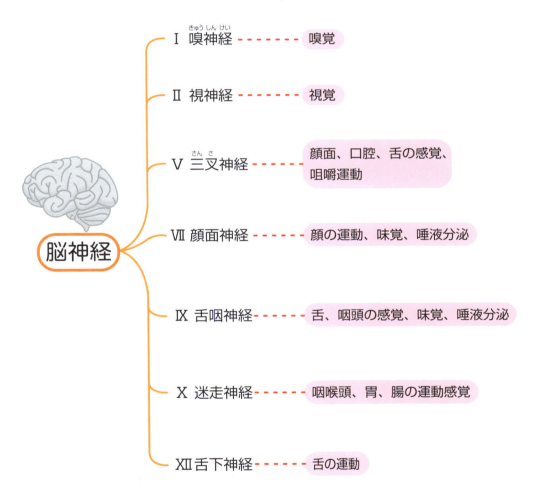

脳神経
- Ⅰ 嗅神経（きゅうしんけい）------ 嗅覚
- Ⅱ 視神経 ------ 視覚
- Ⅴ 三叉神経（さんさ）------ 顔面、口腔、舌の感覚、咀嚼運動
- Ⅶ 顔面神経 ------ 顔の運動、味覚、唾液分泌
- Ⅸ 舌咽神経 ------ 舌、咽頭の感覚、味覚、唾液分泌
- Ⅹ 迷走神経 ------ 咽喉頭、胃、腸の運動感覚
- Ⅻ 舌下神経 ------ 舌の運動

● **顔面の評価**

　表情筋を支配している脳神経は第Ⅶ神経の顔面神経です。顔面神経麻痺は口唇（口角）が麻痺をしてしまいます。口唇が麻痺をすると食物の取りこぼしであったり口腔内圧が保持できなくなったりして食塊を上手く咽頭に送れなくなったり、咀嚼にも支障が出てきます。発音に関しては構音の口唇音の「パ」行が上手くいえなくなります。

　また、顔面神経麻痺は中枢性と末梢性に分けられ、下の図のような影響が読み取れます。

　左右差を見るには「目をギュッとつぶってください」「イーの口をしてください」など具体的に伝えたり、真似してもらいます。

▼顔面神経麻痺の例

中枢性麻痺

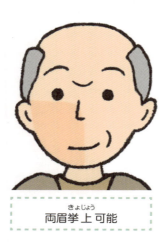

両眉挙上 可能
（きょじょう）

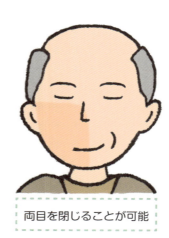

両目を閉じることが可能

末梢性麻痺

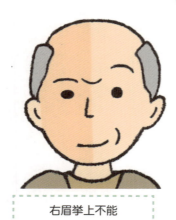

右眉挙上不能

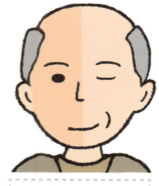

右眼は開眼不能

● 舌の評価

　舌の運動を支配している脳神経は第XII神経の舌下神経です。舌下神経麻痺は舌の運動障害を起こします。そのため、咀嚼による食塊形成や口腔内保持、食塊移送に影響を及ぼします。構音も影響され特に舌尖音の「タ」「ラ」行、奥舌音の「カ」行が上手くいえなくなります。

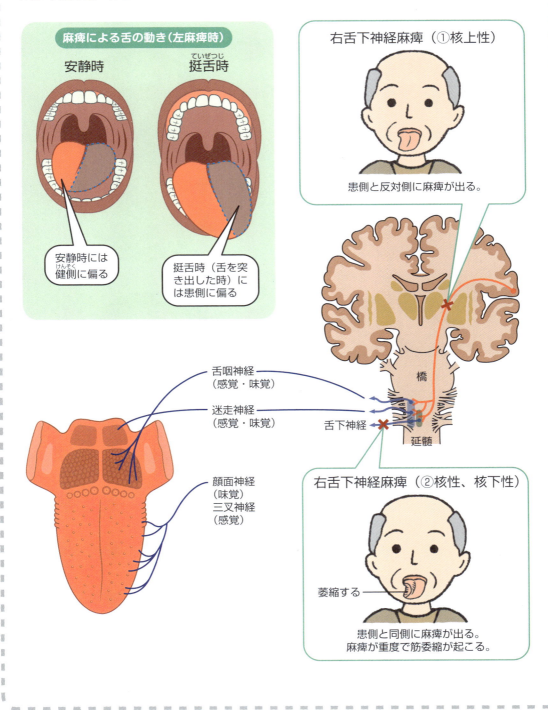

● 軟口蓋の評価

軟口蓋の運動を支配している脳神経は第Ⅸ神経の舌咽神経と第Ⅹ神経の迷走神経です。口を開けて「アー」と発声したときの口蓋垂の偏位や咽頭後壁の動きを観察します。

健常者の場合は発声してもらうと、口蓋垂はほぼ垂直に、左右の差もなく上にあがります。しかし、片側に麻痺がある患者さんの場合は、口蓋垂や咽頭後壁は健側が上にあがり、患側はあがりません。そのため患側の飲み込みが悪くなり、食物の咽頭残留の原因になります。

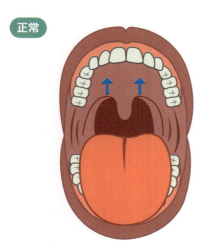

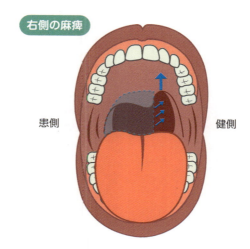

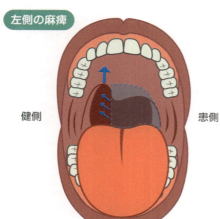

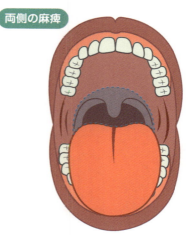

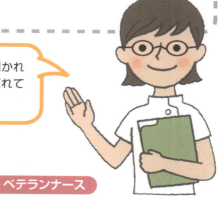

咽頭の粘膜がカーテンのように引かれる様子から、**カーテン徴候**と呼ばれています。

ベテランナース

column
舌圧測定器

舌圧のスクリーニングでは舌圧測定器が使用されます。舌の運動機能を最大舌圧として測定する機器で、その測定値は摂食嚥下機能や構音機能に関する口腔機能検査のスクリーニングの指標に用いられます。

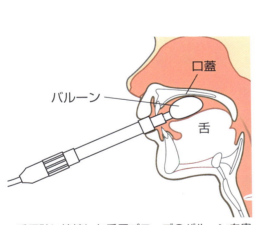

舌圧計に接続した舌圧プローブのバルーンを患者さんの口腔内に入れ、舌を挙上することで、舌と口蓋の間にバルーンを挟んで押しつぶし、圧力を最大舌圧として測定します。

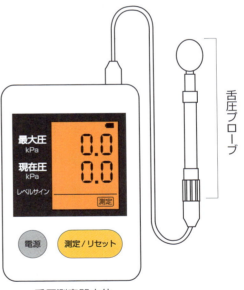

舌圧測定器本体

最大舌圧の基準値

[最大舌圧値が 20kPa 未満 ⇒ 誤嚥リスクが高い]

健常成人や要介護高齢者などの最大舌圧データから、誤嚥リスクの高い最大舌圧の基準について試案が検討されています。それによると、最大舌圧20kPa未満の場合は、舌の運動機能に問題が疑われ、誤嚥リスクが高いと考えられます。

専門的な検査について

すでに見てきたスクリーニングの他に、より専門的な摂食嚥下障害の診断や評価を行える検査として、嚥下造影検査（VF）と、嚥下内視鏡検査（VE）があります。それぞれの利点と欠点などを理解しておきましょう。

専門的な検査について知っておく

患者さんの嚥下状態を見るためのより専門的な検査として嚥下造影検査と嚥下内視鏡検査があります。この2つの検査には、それぞれメリットとデメリットがあります。これら2つをうまく組み合わせて評価を行うことで、多くの情報を多角的に得て、適切な対応を考えることができます。

VF
- デメリット
  - ・固定式の設備が必要
  - ・放射線の被曝 etc
- メリット
  - ・嚥下の流れが観察可能
  - ・食物残渣の確認可能 etc

組み合わせて評価する

VE
- メリット
  - ・ベッドサイドで検査可能
  - ・粘膜の直接観察が可能
  - ・放射線の被曝なし etc
- デメリット
  - ・観察できない部位がある
  - ・人により挿入に違和感 etc

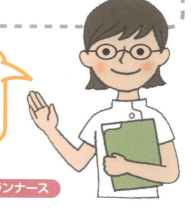

どうしたら安全に食べられるかを精密に検査することが目的です。外からでは見えない咽頭残留の除去方法や、リハビリテーション方法を見出せます。

ベテランナース

嚥下造影検査（VF）

嚥下造影検査（VF：videofluoroscopic examination of swallowing）は、造影剤を含む液体や食物（模擬食品）を食べて口への取り込みから嚥下が終了するまでの過程をX線透視装置で観察する検査です。

● 嚥下造影検査（VF）の目的

VFは、造影剤を含む検査食品が口からのど（咽頭）、そして食道へと流れていく様子を観察し、誤嚥の有無や検査食品の食塊がのどに残っていないかなどを確認します。これら食品の動きや流れを見ながら、各器官の動き、嚥下反射の状態を確認します。そこから異常の発見や、安全に食べられる食品の種類、食べ方などの対応を検討するための情報が得られます。

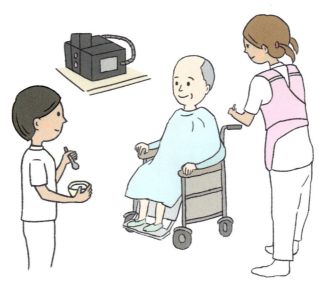

● 嚥下造影検査（VF）のメリット・デメリット

嚥下造影検査のメリットは、5期モデルにおける準備期から食道期まで一連の流れの状態を把握できることや、食物残渣の有無や誤嚥の有無などの観察を行えるという点があります。デメリットは、検査の場所が限定されることや、放射線による被曝をともなうといった点です。

メリット	デメリット
・準備期、口腔期、咽頭期、食道期までの食物の流れや嚥下の状態が観察ができる。 ・誤嚥の有無を確認できる。 ・食物残渣の有無を確認できる。	・病院のレントゲン室でしか検査できない（ベッドサイドではできないため、移動が困難な場合などは介助等が必要となり、ある程度の患者の体力も要する）。 ・放射線による被曝をともなう。 ・造影剤（検査食品）の使用が必要となる。

● 嚥下造影検査の実際
　X線透視装置室で、造影剤模擬食品を食べながら、透視下の撮影を行います。造影剤である模擬食品の流れを観察します。

▼VE　正常

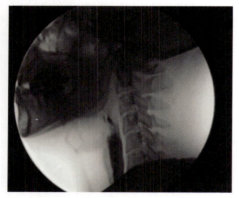

誤嚥もなく正常な流れで食塊が食道に向かっている。

▼VE　異常①

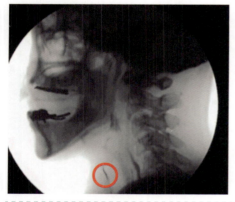

気管の一部に食物が流れてしまっている状態（誤嚥）。

▼VE　異常②

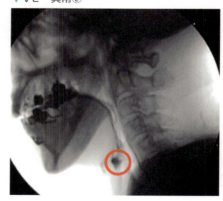

嚥下後に喉頭蓋谷に食物残渣が残ってしまっている。

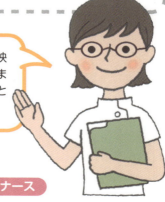

嚥下造影検査においては、ビデオ映像を撮影し、繰り返し再生してみます。その際は、解剖・生理学的構造と動きの評価も大切になってきます。

ベテランナース

嚥下内視鏡検査（VE）

嚥下内視鏡検査（VE：VideoEndoscopic examination of swallowing）は、鼻咽腔ファイバースコープを鼻腔から挿入して、声門閉鎖機能、だ液や分泌物、咽頭部の食物残渣物などを観察・評価する検査です。

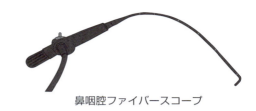
鼻咽腔ファイバースコープ

● 嚥下内視鏡検査（VE）の目的

VEでは内視鏡の先端を口蓋垂の下方に留め、その状態で食べ物や飲み物を摂取してもらうことで嚥下の評価をします。

咽頭・喉頭の粘膜を直接観察できるので、粘膜状態や唾液・分泌物が溜まっているかどうかがわかります。食べる前から咽頭の中が汚れていたり、唾液や分泌物の貯留がある場合は、嚥下機能の低下が考えられます。

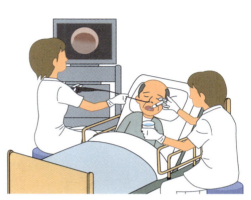

● 嚥下内視鏡検査（VE）のメリット・デメリット

嚥下内視鏡検査のメリットは、ベッドサイドで簡単に検査できることや咽頭粘膜の状態や声帯の動きが観察できる点です。デメリットは口腔内の観察ができないことや、嚥下時に画面がホワイトアウトして観察できない点が挙げられます。

メリット	デメリット
・放射線による被曝をともなわない。 ・ベッドサイドで検査ができる（移動が困難な場合や体力のない患者さんにも対応しやすい）。 ・唾液の状態や、咽頭や喉頭の粘膜の状態が観察できる。 ・造影剤（検査食品）が不要（ふだん食べているもので検査できる）。	・口腔内の観察ができない。 ・内視鏡の先端が咽頭部分にあるため、口腔期、食道期の観察ができない。 ・嚥下の瞬間は咽頭の筋肉の収縮により、映像がホワイトアウトして観察できない。 ・内視鏡の挿入時、人によっては違和感がある。

● **嚥下内視鏡検査の実際**

　内視鏡を鼻腔から挿入して、咽頭や声帯の形や動き、粘膜の状態や飲食物が咽頭を通過していく様子を直接目視で観察します。また、局所の炎症の有無、残留物の有無も同時に確認でき、さらに先端で触れることで嚥下反射が起こるかどうかなども確認できます。細い管を使うので、負担が軽減できる利点があります。

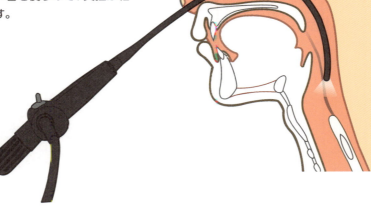

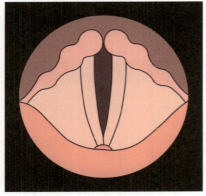

▼VE　正常

咽頭・喉頭などに残留物などが見られない。

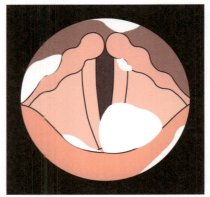

▼VE　異常

咽頭・喉頭などに残留物などが見られる。

声帯の麻痺の程度や、咽頭粘膜の汚れの状態も同時に見ることができる検査です。これらの状態を併せて評価することも大切なんですね。

先輩ナース

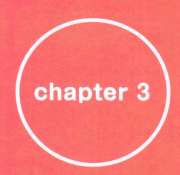

高齢者の摂食嚥下障害

私たちは加齢によって飲み込みの力が衰えるため、
高齢者ほど摂食嚥下に問題を抱えることが多くなります。
身体機能の衰えや高齢者がなりやすい疾病等との関連を
理解することで、適切な対応をとることができます。

高齢者の摂食嚥下の特徴

高齢者は、摂食嚥下障害の疾患がなくても、加齢に伴い食べる機能が低下してきます。食事中のむせ込みが増えてきた、食べ物が飲み込みづらくなってきたなど、加齢による身体的変化には注意が必要になります。

✚ 加齢による身体的変化

　加齢による身体的変化は、主に筋力の低下や代謝の衰え、各部の機能低下などによって様々な形で体に表れます。それらの中でも、ここでは飲み込みに関連した身体的変化についてみていきます。具体的には、口腔機能の低下、姿勢の変化、嚥下反射の遅れ、気道防御反射の低下、食道の変化、のど仏の下降・喉頭最大挙上位の低下などが挙げられます。

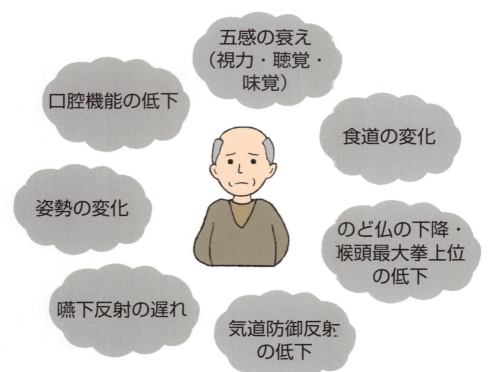

●口腔機能の低下

　私たちの口の中の「感覚」「咀嚼」「嚥下」「唾液分泌」等の機能は加齢により衰えてきます。その結果、唾液分泌が減って口腔内が乾燥しやすくなります。それによって食べ物が口に残ったり、う歯、歯牙の欠損や義歯の不具合などにより噛む力（咀嚼力）が低下することで、食べ物が細かく噛み砕けなかったり、唾液分泌の減少や舌運動が悪くなることで、唾液と咀嚼物を混ぜた食塊が作りにくくなったりします。

　また、味覚の低下が起こった場合は、食欲の低下にもつながります。さらに、口腔機能の低下が進むと、口腔内に食べ物を保持できなくなり、適切なタイミングで食塊を咽頭に送れなくなり、早期咽頭流入などの誤嚥の原因にもなります。

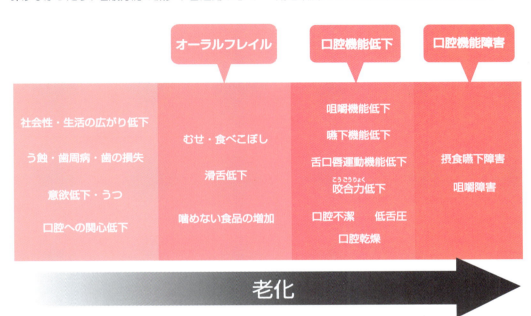

●老化の初期症状としてのオーラルフレイル

　老化によるこうした口腔機能の衰えは相互に影響し合っています。噛む力が低下すると、硬い物が食べにくくなったり、食べ物を細かく噛み砕けなくなるため、食べ物をのどに詰まらせやすくなります。その結果柔らかい物ばかりを食べるようになり、それがさらに噛む力を弱らせるという、悪循環を生みやすくなります。こうした口腔機能の衰えはじめを**オーラルフレイル**（Oral Frailty：口腔虚弱）といい、老化にともなう全身の筋肉や心身の活力低下の初期症状と考えられています。つまり、口腔は早い段階で老化が表れやすい部位だといえます。

> オーラルフレイルは、看護や介護の分野でも今後ますます重要な問題になってきますので、よく理解しておきましょう。

ベテランナース

●姿勢の変化

　加齢により姿勢を保持、調整する機能が低下してきます。食事中にきちんと姿勢がとれないことで、食事に集中することが難しくなったり、途中で疲れてしまうことも考えられます。また、体幹の筋力低下や胸腰椎の彎曲により円背（いわゆる猫背）の要因にもなります。円背は頸部伸展位（首を後ろに倒した状態）になりやすく、誤嚥の原因にもなります。

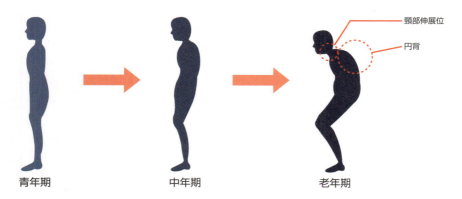

青年期　　　中年期　　　老年期

●嚥下反射の遅れ

　嚥下を引き起こすための知覚機能が低下して、嚥下反射が遅くなります（惹起遅延）。嚥下反射が遅くなると、特にサラサラした液体は流れ込む速度に喉頭閉鎖が追いつかず、喉頭侵入や誤嚥を起こしやすくなります。

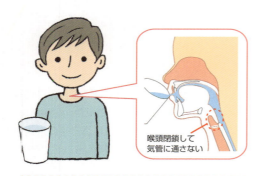

嚥下反射の遅れはなく、喉頭閉鎖によって液体は全て食道へ流れ込む。

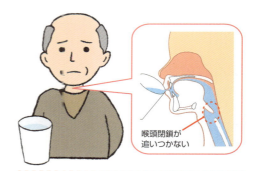

嚥下反射が遅れ、喉頭閉鎖が間に合わず気管に液体が流れ込んでしまう。

●気道防御反射（むせ）の低下

　気道防御反射とはいわゆる「むせ」のことです。むせや咳は誤って気道に入った異物（食事の場合は食べ物）を咳によって外に排出するための反射です。

　高齢になると喉頭の知覚低下や呼吸機能の低下により、咳による異物の排出機能が低下してしまい、誤嚥のリスクが高くなります。その結果誤嚥物が残りやすくなり、これが肺に貯まってしまうと、誤嚥性肺炎のリスクも高まります。

●喉頭（のど仏）の下降と喉頭最大挙上位の低下

　老化が進むと首の靭帯や筋の緩みにより、安静時の喉頭位（のど仏の位置）が下がります。位置が下がることで、飲み込むときの喉頭（のど仏）挙上（ゴクンとのど仏が持ち上がる動き）の距離が長くなり、余分に時間がかかります。喉頭挙上により喉頭は閉鎖されますが、このように閉鎖に時間がかかることで誤嚥のリスクが高まります。また、飲み込む前の喉頭の位置に加え、飲み込みの際にのど仏が持ち上がったときの位置（喉頭最大挙上位）も低くなるため、食道入り口部が十分に開かずに食塊の通過が悪くなって、嚥下後の残留も生じやすくなります。

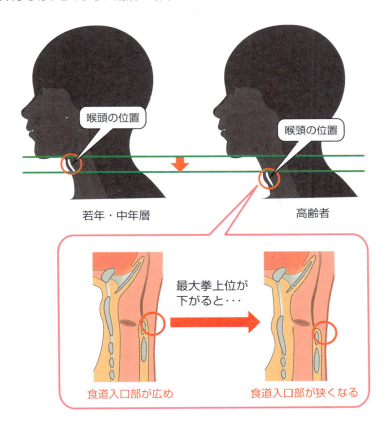

●食道の変化

　食道括約筋の機能低下や食道蠕動運動の低下により、胃食道逆流を起こしやすくなります。

> 食べる機能は、加齢とともに衰えてくることを念頭に置いておくと、食事のときの微妙な変化を見逃さずに対処できます。

認知症の摂食嚥下障害

摂食嚥下障害は、高齢になるほど認知症との合併例が増えます。また認知症の種類・型によって摂食嚥下障害の特徴が異なります。ここでは、代表的な4大認知症における摂食嚥下障害の特徴を見ていきましょう。

認知症ごとに異なる摂食嚥下の特徴

認知症患者は年々増加してきています。2025年には65歳以上の認知症患者数は約700万人、5人に1人が認知症になると言われています。ひと口に認知症といっても、原因となる疾患の違いによって、症状の型が異なり、それぞれに特有の摂食嚥下障害があります。

ここではまず、アルツハイマー型、レビー小体型、脳血管性、前頭側頭型の4大認知症とそれぞれに現れる特徴について、下の表で全体を比較して見ておきましょう。

	アルツハイマー型認知症	レビー小体型認知症	脳血管性認知症	前頭側頭型認知症
主な障害部位	頭頂葉 側頭葉 海馬	後頭葉	様々な部位に起こる	前頭葉 側頭葉
特徴的症状	記憶障害 物盗られ妄想	幻視 パーキンソニズム	運動障害 感覚障害	人格変化 行動異常
食事時の困難傾向	・食べたことを忘れる ・食べ方を忘れる ・食物の認識ができないetc	・食べ物に虫が入っているようにみえる ・手の震えで食べこぼしや食具を上手く使えない	・麻痺によって食べこぼしや食具が上手く使えないetc ※個人差があるためよく観察する必要がある。	・人の食事を食べてしまう ・過食や早食いをする ・食事中でも他に気になることがあるとどこかへ行ってしまう

認知症ごとの特徴を理解して、それぞれに適したアプローチがあることを意識しましょう。

ベテランナース

認知症の中核症状と周辺症状

中核症状は、記憶障害、見当識障害、失行、失認など脳の認知機能が低下した人が起こる症状です。一方、**周辺症状**（BPSD：behavioral and psychological symptoms of dementia）は、中核症状で起こる記憶障害や見当識障害などの低下が引き起こす二次的な症状（行動・心理症状）で、不眠、徘徊、食行動異常、幻覚、妄想などが挙げられます。必ずしも全員が起こるものではなく、認知症患者の生活環境や人間関係などそのとりまく状況によって出方が大きく左右されます。特に入院や転居といった環境の変化や手術といった体の変化が起きるとBPSDが出やすいといわれています。また、早期から、物盗られ・抑うつなどが出現しやすく中期から後期にかけて幻覚・妄想・異食などが多くみられる傾向があります。介護者にとっては、中核症状よりもBPSDは家族の悩み・介護負担の原因になる場合が多く、適切な対応や治療で症状の改善する場合もあります。

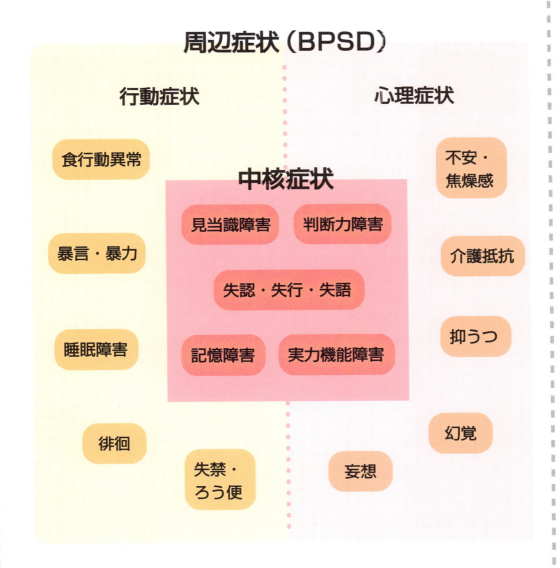

アルツハイマー型認知症

　四大認知症の中でも、わが国で最も多いといわれるのが**アルツハイマー型認知症**です。脳の前頭葉や側頭葉の内側（海馬）が萎縮し、それに伴い記憶障害、集中力の低下、失認（感覚で物を識別できない）、失行（麻痺などがなくても特定の行為がうまくできなくなる）などが出現します。

　そのためアルツハイマー型では、初期の頃から摂食嚥下の5期モデルにおける「先行期」の障害が目立ちます。症状がかなり進行するまでは比較的嚥下機能は維持されている傾向があります。

●**食事で起こりやすい問題**

　アルツハイマー型の場合は、記憶障害、失認、失行といった症状が出現してきます。このような症状は、食べ方を忘れてしまったり、食具をうまく使うことができなかったりと、食事をする際に問題になります。

アルツハイマー型認知症の症状	食事で起こりやすい問題
記憶障害	➡ 食べたことを忘れてしまう。
失認	➡ 食べ物だとわからない。食べようとしない。
失行	➡ 箸やスプーンなどの食具をうまく使うことができない。

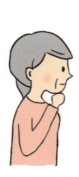
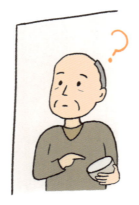
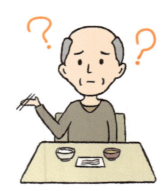

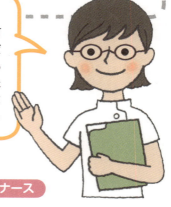

食べるのに時間がかかっているな？と思ったら、患者さんは困っている可能性が高いので、すぐに何が問題か、どんな解決方法があるかを一緒に考える必要があります。「どうしてそう思ったんですか？」など、理由を聞いてみると案外簡単な対応で済むこともあります。

ベテランナース

●食事援助のポイント

アルツハイマー型認知症の食事援助においては、これから食事をするということをなるべくわかりやすくして、食事に向かいやすい環境づくりをすることが大切です。

①柄もののエプロンや模様付きの食器の使用は避ける

柄や模様がついているエプロンや食器は、気が散ったり混乱してしまう原因になるので、シンプルなものを用意します。

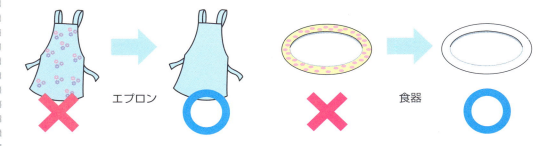

②食品がはっきりと分かる色の食器を使う

例えば、白いご飯は白いお茶碗だとご飯だと認識できません。ご飯の場合は色の濃いお茶碗に盛り付けます。同じように他の料理も食器の色と近くならないように配慮しましょう。

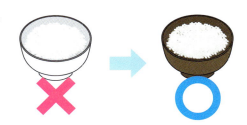

③食器の数を減らす

トレイなどに食器がたくさん載っていると混乱したり集中できなくなる場合があります。そのような場合は、目の前に1品ずつ出したり、ワンプレートやお弁当にするなどの工夫をしましょう。

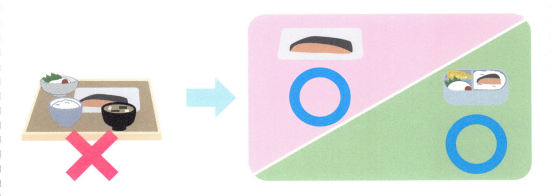

④音で気が散らないようにする

　テレビやラジオの音が近くで聞こえると、気が散って食事に集中できなくなりますので、食事中は消したり、音が耳に入らないよう配慮する必要があります。

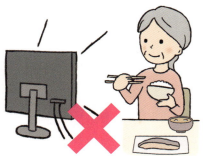
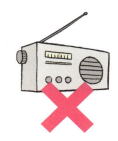

⑤食事動作へ誘導する

　なかなか食事の動作が起こらない場合、利き手と合っているか確認してお箸やスプーン、お茶碗などの食具を持ってもらうことで、スムーズに動ける場合があります。右利きであれば、左手にお茶碗、右手に箸を持ってもらうなど、ご本人の食べなれた持ち方で持ってもらいましょう。また、真向かいに座り食べる動作を模倣してもらうことで、食事が始まるケースもあります。

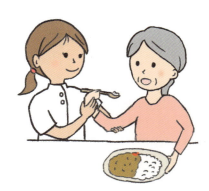

⑥手づかみで食べられる物も考える

　食具の使い方がわからない場合は、手づかみで食べられるようなおにぎりや手まり寿司などに変更することも考えましょう。

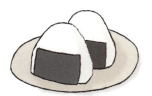
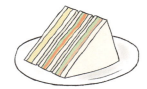
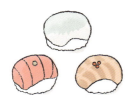

> 認知症の摂食嚥下障害の場合は、食事の匂いや準備する音など、周辺環境が五感に伝わるように働きかけ、患者さん個々に合わせた準備を考えることが、スムーズな食事支援につながります。

ベテランナース

レビー小体型認知症

レビー小体型認知症は、大脳皮質を中心にレビー小体が出現する変性性認知症で、後頭葉を中心に萎縮するのが特徴的です。そのため、大別すると身体機能障害（パーキンソニズム）と認知機能障害（意識レベルと認知機能の変動、幻視、自律神経症状）があります。加えて、脳内のドーパミンが不足してサブスタンスP（嚥下反射や咳反射を司る神経伝達物質）の低下から嚥下反射が遅くなり咳反射の低下も起きます。他の、アルツハイマー型認知症や前頭側頭型認知症といった認知症と比べると早期から嚥下障害が出現しやすい傾向にあります。

●食事で起こりやすい問題

レビー小体型の場合は、身体機能障害や認知機能障害が出現します。そのため食事の際にも以下のように様々な問題が出てきます。

レビー小体型認知症の症状		食事で起こりやすい問題
身体機能障害	安静振戦 固縮 無動 姿勢反射障害	食べ物のすくい取りがうまくいかない。 スプーンを上手く口まで運んでいけない。 食事が長くなり疲労しやすく食事の中断が増える。
認知機能障害	意識レベルと認知機能の変動	認知機能が良いときと悪いときがあり、反応が悪いときは嚥下機能が低下してしまう。
	幻視	食べ物の中に虫が入っているといった幻覚を見る。
	自律神経症状	消化管の蠕動運動障害を起こしやすく、内服薬の通過障害を引き起こす場合がある。

●食事援助のポイント

疲労感が少ない食事姿勢を保持し、食べやすい食具の選択、幻覚を助長しないようにするための対応を行います。また、身体的機能、認知機能が比較的よい時間を選んで食事することが必要です。

①栄養補助食品の検討

食事後半になると疲労が出現してしまう恐れがあるため、長時間の食事ができない場合や量を食べられない場合は、少量でも高栄養がある補助食品も検討していく必要があります。

②姿勢の調整と食具の選択

　姿勢の調整を行い、食べ物がすくいやすい食具（角度がついたスプーンや取手がついている食器など）に変更します。また、飲みやすい形になっているコップに変更することで顎があがらずに最後まで飲むことができます。

- 角度がついたり、グリップの太いスプーン（P87参照）
- 支えやすく、すくいやすい食具（P87参照）の活用
- 脇の下から体の前面に体を支えるクッションを入れる

③幻視の対応

　ふりかけなどが小さな虫に見える場合は、ご飯にふりかけを使わないようにしたり、再度食事を盛り直します。また、照明による影やテーブルの汚れが影響している場合は、座る位置を変えたり、汚れを除去するなどの対応を行います。

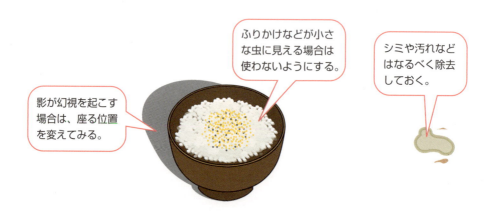

- 影が幻視を起こす場合は、座る位置を変えてみる。
- ふりかけなどが小さな虫に見える場合は使わないようにする。
- シミや汚れなどはなるべく除去しておく。

●薬剤の調整

　薬剤に対する感受性が強く、副作用も出現しやすいといわれています。また、認知機能症状と身体機能症状に拮抗作用があるため、患者さんに適した薬剤調整が必要になります。

●状態の良いときに食事時間をとる

　身体的機能と認知機能が良いときに食事をとってもらうようにします。

脳血管性認知症

　脳血管障害の後遺症の一つで、脳梗塞など脳血管障害が起こった血管の、支配領域の脳が損傷して起こる認知症です。障害部位によって症状は異なり、対応も変わってきます。

●食事で起こりやすい問題

　脳血管性認知症の場合は比較的繊細な動きを必要とする、食物を口まで運ぶ動作や、口腔内保持、食塊形成、食塊の送り込みなどが難しくなることがあります。また、アルツハイマー型認知症と比べ咽頭期の障害もあり、不顕性誤嚥にも注意が必要です。

脳血管性認知症の症状	食事で起こりやすい問題
手指の運動・感覚麻痺	食具が上手く扱えない、食事を口まで運べない。
口唇・舌の運動低下	食べ物を口に入れたり、保持できない。食べこぼす。
咽頭の麻痺	スムーズに飲み込めない、むせやすい。

●食事援助のポイント

　脳血管性認知症では、認知機能は比較的保たれていることが多いといわれています。そのため、アルツハイマー型認知症の食事援助に求められたポイントといったことよりも、誤嚥性肺炎を予防するため、口腔機能を高め、患者さんに合った食形態の選択（P88参照）、姿勢の調整（P97参照）などのアプローチが必要になってきます。

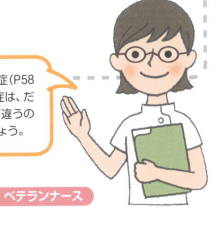

アルツハイマー型認知症（P58参照）と脳血管性認知症は、だいぶ援助のポイントが違うので比較して確認しましょう。

ベテランナース

前頭側頭型認知症

　前頭葉・側頭葉前方の萎縮から始まる変性性認知症です。症状として、脱抑制（行動の抑制がきかない）、常同行動（一見目的のない行動を繰り返す）、社会性の喪失などの性格変化や行動異常といった障害が特徴といわれています。症状が進行するとコミュニケーションの中で反復言動やオウム返しがみられ言語的コミュニケーションが困難となります。

●食事で起こりやすい問題
　病状が進行すると手に取ったものが食べ物であるか判断がつかないまま口に入れてしまう行動がみられたり、脱抑制が目立たなくなる時期になると食べ物を口の中に入れたまま長い時間噛み続けたりすることがあります。

前頭側頭型認知症の症状	食事で起こりやすい問題
脱抑制	➡ 口に詰め込む。大食いする。
常同行動	➡ 食事の場所にこだわる。食事中立ち歩く。
失語	➡ コミュニケーションや意思の疎通が図りにくい。

●食事援助のポイント
　口に詰め込む行為や大食いをする行為は、誤嚥する可能性が高まるのはもちろんですが、窒息のリスクもあります。食事環境を整え、必要なときには介助して食べるスピードや量をコントロールします。

①分量や介助など食べ方を調整する
　食べるスピードが速く、どんどん口に食べ物を詰め込んでいるような場合や、噛まずに丸呑みしている場合があります。このような場合は、食べ物を小皿に少しずつ分けて出したり、介助者の手で食事を食べてもらい、食べるスピードや量を調整しましょう。

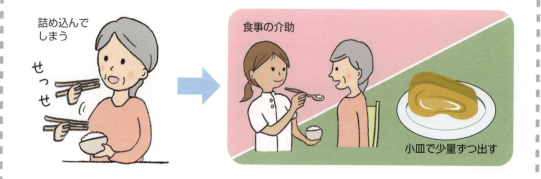

②食品の形態を調整する

　食べ物を口に入れていつまでも咀嚼し続けて飲み込まず、口に溜め込んでしまう場合があります。口に長く食べ物を溜めていると、吸気と一緒に気管に入りむせやすくなります。水分を摂るよう促すことで飲み込めることもありますが、水分で誤嚥する場合もあるので注意しましょう。こうした場合は、とろみ食やペースト食などの形態に食事の内容を調整してみましょう。また、食事そのものの量も減ると考えられますので、栄養を十分に摂る方法を検討する必要があります。

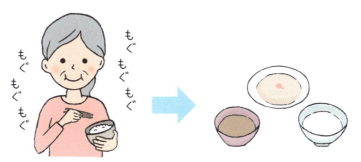

噛み続けて口に溜め込む　　　　とろみ食やペースト食に調整する

③環境を調整する

　食事のときに限らず、手の届く範囲にある様々な物を口に入れて食べようとする場合があります。このような異食や誤飲につながるような物は、なるべく周辺に置かないようにします。また、食事中も食卓やテーブル、トレーには、食事に関係ないものを置かないようにしましょう。

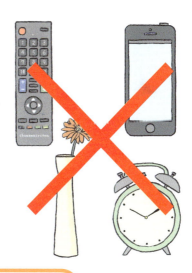

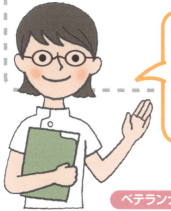

詰め込む早食いをする食べ方は、特に窒息に注意しましょう。食事形態やひと口量の調整がとても大切になります。食物自体に水分が少ない食品は、小鉢や小皿に少しずつ取り分け、スプーンを小さくするなど工夫をしましょう。

ベテランナース

3　高齢者の摂食嚥下障害

脳血管疾患の摂食嚥下障害

脳血管疾患は摂食嚥下障害を起こす代表的な疾患です。球麻痺（きゅうまひ）、仮性球麻痺といった病変によって摂食嚥下障害の症状が異なります。ここでは主な症状とそれにより生じる摂食嚥下障害、食事の援助法を説明します。

脳血管疾患の摂食嚥下障害の特徴

延髄の病変がある場合は球麻痺、延髄より上部の脳幹や大脳に両側性の損傷があると仮性（偽性）球麻痺が起こります。それぞれ、病態によって摂食嚥下障害の特徴的な症状がみられ、摂食嚥下への影響や対応方法も変わってきます。次ページからは、球麻痺、仮性球麻痺それぞれの特徴と対応をみていきます。

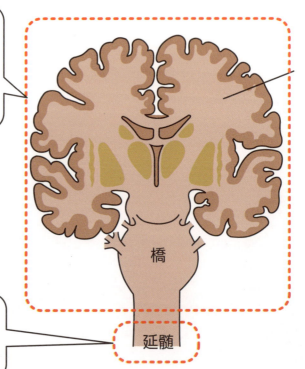

仮性球麻痺
延髄より上部の脳幹や大脳が両側性に損傷（上位運動性ニューロン障害）されることにより起こる

球麻痺
延髄の損傷（下位運動性ニューロン障害）により起こる

橋

延髄

球麻痺

球麻痺は延髄の嚥下中枢が損傷され障害を起こします。代表的な疾患としてワレンベルグ症候群があります。

●症状の特徴

嚥下中枢が損傷されているため、嚥下反射がなかなか起こらない場合や、嚥下反射が起きても正常な嚥下パターンが起こらないことがあります。唾液もなかなか嚥下できないため、ティッシュなどに吐き出す患者さんも多くなります。しかし、高次脳機能障害や片麻痺などが少なく、認知機能や運動機能が比較的保たれており、嚥下訓練の習得が可能です。

●球麻痺における摂食嚥下障害の現れ方

摂食嚥下機能に左右差が生じます。球麻痺では嚥下反射が起こらないことがあります。舌・軟口蓋・咽頭の筋肉は弛緩性麻痺が起こりますので、口腔内や咽頭に食物残留が起こります。

球麻痺の症状	食事で起こりやすい問題
嚥下反射が起こらない、嚥下反射のパターンが乱れる	正常な嚥下反射が起こらないため、誤嚥、窒息の危険性がある
舌の麻痺、輪状咽頭筋開大不全、咽頭片麻痺、軟口蓋片麻痺	口腔内残留、咽頭残留がある、食道入口部の残留により、食事後の誤嚥が発生しやすくなる

●球麻痺における食事援助のポイント

認知機能や運動機能が保たれていることが多いので、嚥下訓練の習得が可能です。また食事形態の調整や姿勢の調整、誤嚥予防のための呼吸訓練などを行います。

①口腔内・咽頭残留の対応

横向き嚥下や、咳払い、交互嚥下法や鼻つまみ嚥下法（P125参照）などで食物残渣を軽減させます。また、必要に応じて姿勢の調整も行います（P92参照）。

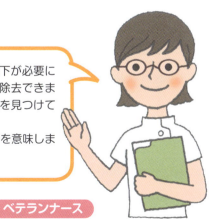

> 球麻痺の程度により、重力を利用した嚥下が必要になりますが、咳ができれば誤嚥した物を除去できますので、個々の状態に合わせた食事支援を見つけていきましょう。
> 嗄声の症状が出ている場合は声帯の麻痺を意味しますので、慎重な対応が必要です。

ベテランナース

②栄養摂取の方法

経口摂取での栄養が不足していると、体力や免疫も低下してきます。咽頭期の異常の長期化による栄養不足に対しては、濃厚流動食を注入する方法（間欠的経管栄養法）や、食道入口部開大不全を訓練するためにバルーン療法を検討する必要があります。

③外科的介入

食道入口部開大不全があり、咽頭残留が改善されない場合は、嚥下機能改善術などの手術療法を検討する場合もあります。

仮性球麻痺

延髄より上部の両側障害によって起こります。

●症状の特徴

障害される部位によって症状が異なります。下の図と右表に、障害部位と対応して発生する主な症状をまとめていますので参照してください。

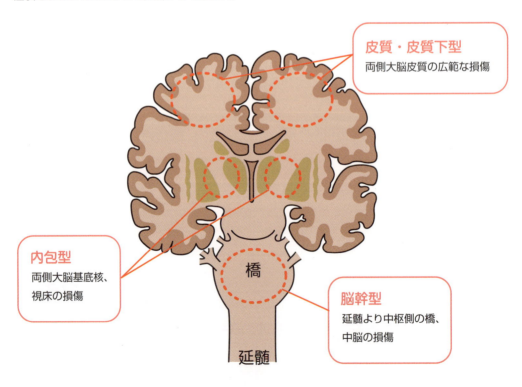

仮性球麻痺の型	主な症状
皮質・皮質下型	・失語症 ・高次脳機能障害 (見当識障害、失行、失認、認知機能低下)
内包型	・血管性パーキンソン症候群 (筋固縮、振戦など) ・咀嚼筋力の低下　　　　　　・舌の動きの速度低下 ・咽頭筋蠕動運動減弱　　　　・夜間の不顕性誤嚥
脳幹型	・眼球運動制限　　　　　　　・運動失調 ・四肢麻痺　　　　　　　　　・閉じ込め症候群

●仮性球麻痺における摂食嚥下障害の現れ方

　上記で見たように、仮性球麻痺の障害の起こっ
た部位によって、症状の現れ方が異なります。ま
たその症状によって、食事中に起こりやすい問題
が異なりますので、以下の表で確認してください。

仮性球麻痺の症状	食事で起こりやすい問題
・失語症 ・高次脳機能障害 　(見当識障害、失行、失認、 　認知機能低下)	・失語症のため、先行期に支障をきたしやすくなる (言語　的な指示が理解できない、観念失行のため食器や食具などがうまく使えない、食べる順序が分からない) ・高次脳機能障害で、意識が集中できず注意散漫となる
・血管性パーキンソン症候群 (筋固縮、振戦など) ・咀嚼筋力の低下 ・舌の動きの速度低下 ・咽頭筋蠕動運動減弱 ・夜間の不顕性誤嚥	・パーキンソニズムの影響で咀嚼、舌の運動、嚥下反射の速度に低下が見られ、認知障害症状を伴うこともある ・自分のペースを乱されると、ひと口量が増えたり、嚥下から注意がそれるなど、むせが多くなることもある
・眼球運動制限 ・運動失調 ・四肢麻痺 ・閉じ込め症候群	・小脳、脳幹部分症状のために、めまいや吐き気、嘔吐を生じ、食事ができなくなることがある ・病変が大きい場合は、眼球運動障害や眼振、失調、四肢麻痺などを伴い、食事ができなくなることがある ・発症初期には隣接する延髄の機能が低下するため、呼吸停止や嚥下反射の消失など球麻痺に似た状態になることもあるが、急性期を乗り切ると呼吸と嚥下反射は回復する

出典：青山寿昭著／まるごと図解　摂食嚥下ケア　偽性球麻痺の特徴／79　2017 一部改変

●仮性球麻痺における食事援助のポイント

すでに見てきたように、障害の出た部位とそれによって発現する症状によって、食事介助のポイントは異なります。症状に合わせて最適な食事援助を行います。

①高次脳機能障害への対応

高次脳機能障害の主な症状は、覚醒不良、注意障害、失行などがあります。それぞれの問題点と対応すべきポイントは以下のようになります。

●覚醒不良

まず、覚醒不良は食事時に咀嚼力が落ちたり嚥下反射が起こりにくくなる問題があります。これにより誤嚥のリスクが高まる可能性があるため注意が必要です。食事援助の際は、食べる姿勢を整え、嗅覚、味覚、聴覚、視覚、触覚などの五感を刺激するのも有効です。

また、はっきりした味の料理や、冷たいスープ（とろみ調整したもの）などの温度による刺激も有効です。

●注意障害

注意障害は、テレビの音声や人の話し声などのわずかな刺激に反応してしまい、食事に集中できなくなります。

その場合は、テレビを消したり、カーテンを引くなどして、落ち着いて食事に集中できる環境を整えます。（P84「口から食べるための食環境」参照）

●失行

失行には口腔顔面失行というものがあります。これは、顔面、舌、口唇などの運動麻痺がないにも関わらず、指示された内容や手順に戸惑う様子が見られます。

また、観念失行はスプーンの使い方が分からないなどの症状がみられ、食事に支障をきたします。その場合は、患者さんの手を持って誘導したり、動作模倣を促すなどの働きかけをします。

②麻痺への対応

片麻痺がある場合は、姿勢の保持（麻痺側にクッションを置くなどして調整）や食具の選択を行って対応します。

③食形態の調整

お茶などで水分摂取するときにむせやすい場合は、とろみ調整食を使用します。咀嚼に時間がかかる場合や、口腔内に食物残渣物がある場合も、食形態の調整を行います。（P88「最適な食事の選び方」参照）

④食事ペースの確認と調整

咀嚼力や舌の運動の低下、嚥下反射の速度低下がみられる場合は、せかされたりすると突然むせ込んだり、ひと口量が多くなったりすることがあるので、自分のペースでゆっくり食べられる環境を整える必要があります。

⑤嚥下訓練（基礎訓練・直接訓練）

リラクゼーションの目的で、口唇舌の運動（P120参照）、のどのアイスマッサージ（P121参照）などの指導を行います。咽頭残留があれば、横向き嚥下（P127参照）の指導をします。

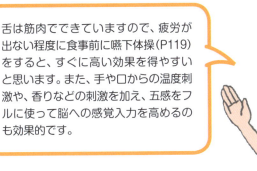

舌は筋肉でできていますので、疲労が出ない程度に食事前に嚥下体操(P119)をすると、すぐに高い効果を得やすいと思います。また、手や口からの温度刺激や、香りなどの刺激を加え、五感をフルに使って脳への感覚入力を高めるのも効果的です。

ベテランナース

column

一側性大脳病変

障害部位は仮性球麻痺と同様に延髄にある脳神経核の上位ニューロンですが、一側性の場合その片側のみとなります。意識障害を伴うもの、伴わないものがあります。顔面神経や舌下神経などの一側性支配のものは、反対側の麻痺が出現しやすく、舌咽神経や迷走神経のように両側性支配のものは、一側が障害を受けても、時間経過とともに健側が患側の機能を代償するので、咽頭麻痺は出現しにくいとされています。しかし、嚥下反射が回復しても咳反射回復が遅れることもあり、誤嚥や不顕性誤嚥に注意して対応しましょう。

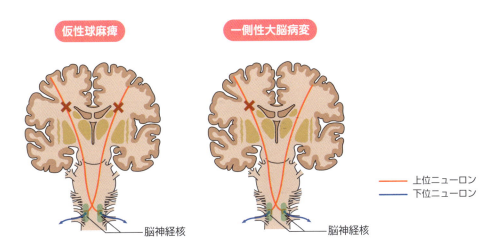

神経筋疾患の摂食嚥下障害

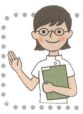

神経筋疾患の多くは、病状の進行に伴い摂食嚥下障害が出現します。誤嚥をしないように安全面を考えることはもちろんですが、本人の食べたい気持ちを受け止めて、可能な方法を試みることも大切になってきます。

神経筋疾患における摂食嚥下の問題

疾患によっては初期から誤嚥がみられ誤嚥性肺炎のリスクがあります。また、全身の筋力が低下していることが多く、食事の姿勢が不安定になることや食事動作から疲労が出現し十分な栄養が取れずに栄養状態が悪化してしまいます。嚥下困難になった場合は経管栄養の導入が必要になってくる場合もあります。QOLの観点から少しでも長く口から食べるために、今ある機能を適切に評価し、最大限に活かそうとする関わり方が大切になってきます。

また摂食嚥下以外でも排泄・移動・入浴・コミュニケーションといった日常生活援助が必要になってきます。神経筋疾患には以下の図のようなものがありますが、ここではパーキンソン病と筋萎縮性側索硬化症における嚥下障害を取り上げます。次ページからそれぞれの特徴と、それによる嚥下障害の傾向をみていきましょう。

主な神経筋疾患
- パーキンソン病
- 筋萎縮性側索硬化症（ALS）
- 多系統萎縮症
- 進行性核上性麻痺
- 脊髄小脳変性症
- 多発性硬化症
- 皮膚筋炎

リスク管理とQOLの両方に気を配りながら、患者さんとの関わりを考えましょう。

ベテランナース

パーキンソン病

黒質のドーパミン神経細胞の変性を主体とする進行性変性疾患です。50～60歳代には発症することが多いのが特徴です。パーキンソン病の症状には運動症状と非運動症状があります。

●症状の特徴
①運動症状

代表的な症状としてパーキンソン病4大症状があります。安静時に手足が震える「振戦」、動作が鈍くなる「緩慢」、バランスがとれない「姿勢反射障害」、関節がカクカクするような抵抗がある「筋固縮」の4つです。

また、下記の**ホーン・ヤールの重症度分類**は、パーキンソン病の臨床症状の重症度を表したものです。StageⅠ度は日常生活にほとんど影響ありませんが、Stageがあがるにつれて日常生活に介助が必要になってきます。しかし、嚥下障害の発生はホーン・ヤール重症度分類とは必ずしも一致しておらず、StageⅠの軽度の状態でも嚥下障害が起こっている場合があるので注意が必要です。

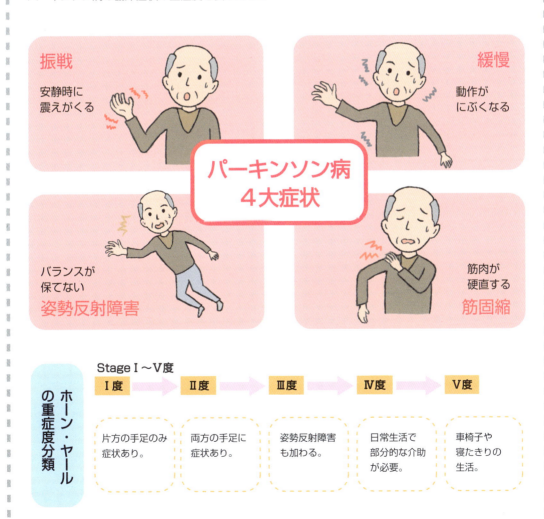

パーキンソン病4大症状

- 振戦：安静時に震えがくる
- 緩慢：動作がにぶくなる
- 姿勢反射障害：バランスが保てない
- 筋固縮：筋肉が硬直する

ホーン・ヤールの重症度分類　StageⅠ～Ⅴ度

Ⅰ度	Ⅱ度	Ⅲ度	Ⅳ度	Ⅴ度
片方の手足のみ症状あり。	両方の手足に症状あり。	姿勢反射障害も加わる。	日常生活で部分的な介助が必要。	車椅子や寝たきりの生活。

②非運動症状

便秘や排尿障害、食事性低血圧などの自律神経の症状、不眠などの睡眠障害、うつ症状などの精神症状などを伴うことがあります。運動症状より先に出現することが多いといわれています。

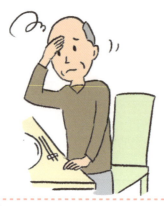

食事中に低血圧を起こす場合、誤嚥のリスクが高くなります。

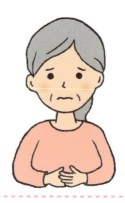

便秘や排尿障害、食事性低血圧などの自律神経の症状、不眠などの睡眠障害、うつ症状などの精神症状などを伴うことがあります。

③抗パーキンソン病薬による改善と弊害

抗パーキンソン病薬は、運動症状などを改善し、それに伴う摂食嚥下障害の軽減につながります。しかし、根本的に病気を治すものではなく、長期内服が必要になります。そのため副作用も出現しやすく、無意識に体、口唇、舌をくねらせるような動き（ジスキネジア）や、Wearing-off現象（薬剤の効果時間の短縮）などといったものが出現しやすくなり、摂食嚥下を阻害してしまいます。

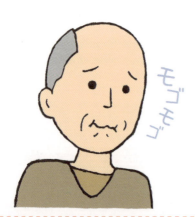

体や口唇、舌などに、くねらせるような動きのジスキネジアが見られ、摂食嚥下を阻害します。

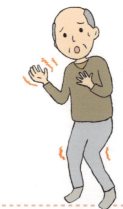

突然、体が動かなくなるoffと呼ばれる現象も摂食嚥下に大きな問題を引き起こします。

●パーキンソン病における摂食嚥下障害の現れ方

　パーキンソン病では、病状の初期から嚥下障害が出現します。5期モデル（P22〜参照）でみると、先行期から食道期までの5期に多様な障害が出現します。先行期には、上肢の動作が緩慢あるいは身体のジスキネジアによって、食べ物のすくい取りがうまくできず、取りこぼしなどがみられます。準備期・口腔期では、口舌のジスキネジアが咀嚼や食物の送り込みの障害になります。

　咽頭期では、嚥下反射のタイミングの遅れや、咽頭収縮筋の低下により咽頭残留が出ます。食道期には、食道蠕動運動が弱まり、胃まで食べ物を送り込めないといったことが起こります。

　また、パーキンソン病では、不顕性誤嚥が出現しやすい傾向があります。抗パーキンソン病薬は前ページでの説明の通り弊害もあり、副作用によってジスキネジアや、offの時間帯での摂食嚥下機能の悪化が起こります。食事性低血圧では、食事中に失神することで窒息のリスクがあるため、特に注意が必要です。

パーキンソン病の症状	食事で起こりやすい問題
・上肢の動作の緩慢	・食べ物のすくい取りがうまくできない
・身体のジスキネジア	・食物の取りこぼしなどがみられる
・口舌のジスキネジア	・咀嚼や食物の送り込みの障害になる
・咽頭収縮筋の低下	・咽頭残留がある
・食道蠕動運動の減弱	・食道から胃に食べ物を送り込めず、逆流しやすい

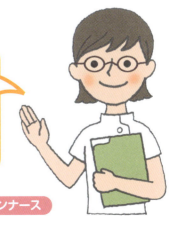

ドーパミンの血中濃度が低下してくると無動になり、嚥下関連筋群も固く縮まるため、誤嚥のリスクが上がります。よって血中濃度を上げる必要があるため、安全な方法で内服をして、30分ほどしてから食事を始めます。

ベテランナース

3　高齢者の摂食嚥下障害

●パーキンソン病における食事援助のポイント

ここでは、パーキンソン病における食事介助方法とそのポイントについてみていきましょう。

①食事の時間帯調整
特にoffやジスキネジアが出やすい時間帯がある場合は、窒息・誤嚥のリスクを回避するために、食事時間をずらしましょう。

②食具選び・食事介助
上肢の振戦などで食べ物を食具で捕らえたり口に運ぶのが難しいときは、食具の種類を見直したり、場合によっては食事介助を行うことも必要になります。

③食形態の検討
食べ物の咀嚼が困難だったり、それによる食塊形成が難しい場合は、とろみ食やペースト食などの食形態を検討します。

窒息予防のため、パサつくものは控えましょう。

④咽頭残留への対処
咽頭残留が多いときは、嚥下後の随意的な咳払いを促したり、複数回嚥下法（P126参照）などを行います。

⑤口腔ケア
手指の振戦は巧緻動作が困難になり口腔ケアが不十分となります。特に、食事後、口腔内観察を行い、磨き残しがないか、薬剤が残ってないかなどをチャックします。口腔内環境が悪化することで誤嚥性肺炎発症のリスクを高めるため、必要時は口腔ケアの仕上げや口腔ケア物品の検討も行います。とろみ水でのうがいや、粘膜の清掃をすることもあります。

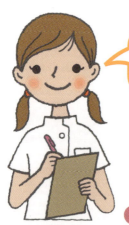

パーキンソン病の食事介助でほかに何か気をつけるべき点はありますか？

新人ナース

食事性低血圧や、起立性低血圧が原因で食事中に意識が低下して誤嚥や窒息に至るリスクがあります。食事中にボーっとしている場合は、声かけなどをして意識の状態を確認しましょう。

先輩ナース

筋萎縮性側索硬化症（ALS）

筋萎縮性側索硬化症（ALS：Amyotrophic lateral sclerosis）は、運動神経が選択的に全身性に侵されていく難病で根治する方法はありません。経過は、全身の筋力低下と筋萎縮が広がり、呼吸筋麻痺と嚥下障害が出現します。予後は気管切開での人工呼吸器なしでは平均3年といわれています。

●症状の特徴

運動ニューロンが侵される疾患で、上位運動ニューロンと下位運動ニューロンが共に障害されてしまいます。運動障害は出ますが、感覚障害はみられないといわれています。

●ALSにおける摂食嚥下障害の現れ方

ALSの摂食嚥下障害は一律ではありません。上下肢から悪くなる場合と、口腔から悪くなる場合、咽頭から悪くなる場合（口腔・咽頭が同時に悪くなる場合）があり、患者さんによって摂食嚥下障害の現れ方が異なってきます。当然、対応すべき問題やアプローチの方法も変わってきますので、違いをしっかり押えておきましょう。

ALSの症状		食事で起こりやすい問題
上下肢の麻痺		箸やスプーンなどの食具を握れない。食事姿勢を調節できない。
呼吸機能低下		食事中に息苦しくなる
嚥下関連の筋力低下	口腔	口の中に食べ物が残る
	咽頭	食塊が咽頭に残る
	同時	なかなか飲み込めない

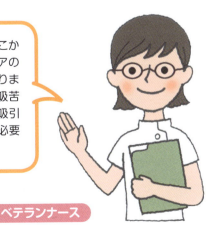

> 嚥下筋、呼吸筋、上肢の筋などのどこから筋力低下が始まるか、日々のケアの中で、ALS進行が分かる場合があります。楽しみであるはずの食事が呼吸苦を助長することもありますので、吸引などの準備をしてリスクに備える必要もあります。
>
> ベテランナース

●ALS機能障害尺度を用いた嚥下分部でのアプローチのポイント

ALSの摂食嚥下障害の指標として、感度が高いとされるALS機能障害尺度の嚥下に関する部分を用いて、アプローチのポイントをみていきましょう。

下図は厚生労働省研究班で作成されたALS嚥下・栄養管理のアルゴリズムです。嚥下状態と対応する栄養管理をまとめたものです。このアルゴリズムを用いて、嚥下評価・栄養評価などの評価時期も考える必要があります。

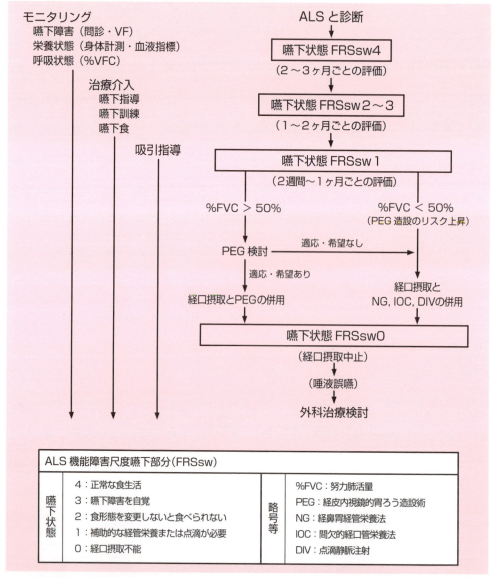

出典：市原典子著／筋萎縮性側索硬化症の摂食・嚥下障害 －ALSの嚥下・栄養管理マニュアル－／医療61：92-98 2007 一部改変

①嚥下状態FRSsw4（正常な食生活の時期）

この時期は、代謝が亢進しているため栄養障害を起こすことがあるので栄養状態の評価を行います。

②嚥下状態FRSsw 2～3
（嚥下障害の自覚から食形態によっては食べられる時期）

　この時期は、患者さんの訴えをよく聞いて食べやすい食形態や摂取方法を調整していきます。まず、先行期の障害は、食事姿勢保持が大切になります。例えば、頸部の筋力低下が進行していると頭部が不安定になるためソフトカラーを使用し、上肢が上がらず捕食が難しい場合は、上肢装具を用いたりします。口腔期の障害は、食塊の送り込みが悪い場合はリクライニング位の姿勢（P96参照）で、重力を利用して食塊の送り込みを助ける方法や、飲み込みやすい食形態の調整をします。咽頭期の障害では、水分で誤嚥する場合はとろみ調整食を加えて咽頭残留が多い場合は、残存機能を活かした代償法を行います。嚥下代償法を患者さん自ら獲得していることが多く、非常に有効です。

▼嚥下代償法の一例

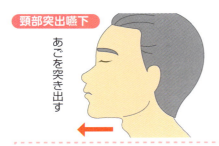

頸部突出嚥下　あごを突き出す
あごを前に出すことで食道の入り口が広くなります。

頸部前屈位　あごを引く
あごを引いて頭を下げることで喉頭蓋谷の角度が広がります。

▼摂取方法の一例

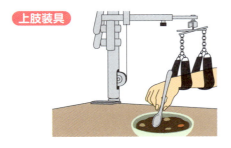

上肢装具
上肢の動きが弱い人は上肢装具を使用します。

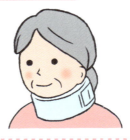

頸椎ソフトカラーの使用
頭部の姿勢保持が困難な場合はソフトカラーを使用します。

③嚥下状態FRSsw1（補助的な経管栄養または点滴が必要な時期）

　栄養状態が悪化すると嚥下障害も進行し予後に大きな影響を与えるため、補助栄養を開始するかを検討します。経管栄養がメインであっても、少しでも経口から食感や味覚を味わうことも可能です。その場合は、主治医と本人家族と話し合い、リスク管理を行うことが必要になってきます。

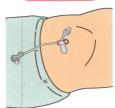

胃瘻経管栄養

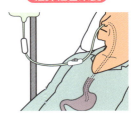

経鼻経管栄養

呼吸器疾患の摂食嚥下障害

呼吸器疾患は摂食嚥下障害や栄養障害を伴うことが多く、年々高齢者の人に増えてきています。摂食嚥下の対応も大切ですが、栄養障害が進むと摂食嚥下機能がさらに低下するため早期の栄養療法が必要になります。

呼吸器疾患と栄養障害

呼吸器疾患の中で特に**COPD（慢性閉塞性肺疾患）**は、エネルギー消費量が健常者の1.3～1.5倍に増えるとされています。エネルギー消費量が増える一方、肺の過膨張による胃への圧迫、努力呼吸に伴う全身疲労などの影響で摂取するエネルギー量は減少します。

栄養障害に陥らないためには、少量でエネルギーを効率よく摂る工夫や食事の回数を増やしてエネルギーをたくさん摂る工夫が必要になります。

また、嚥下機能に応じた食形態の調整（P88参照）や栄養士に相談しながら栄養管理をしていくことも大切です。

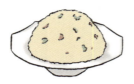

少量でエネルギーを効率よく摂れるメニュー

栄養補助食品の活用

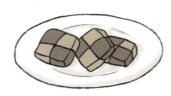

間食などを入れて食事量を補う

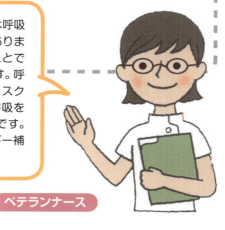

COPDの患者さんには炭水化物は呼吸の代謝の上で負担になることもありますが、脂肪でエネルギーを補うことで効率的に補給することができます。呼吸数が多くなることで、誤嚥のリスクが高まりますので、安静にして呼吸を整え食事を摂取することが必要です。アイスなどはとてもいいエネルギー補給と、楽しみになります。

ベテランナース

COPD（慢性閉塞性肺疾患）

COPDの原因は第一にタバコの煙です。煙に含まれる有害物質を長年にわたり肺に取り込んで、肺胞が破壊されてしまいます。

近年の厚生労働省の発表では、わが国におけるCOPD患者数はおよそ26万人といわれています。

世界的に見てもCOPDは増加傾向にあり、世界保健機関（WHO）によると2020年には死亡原因の第3位になることが予測されています。看護の現場においても、今後ますます対応が必要な場面が増える疾患だと考えられます。

●症状の特徴

COPDでは、ちょっとした坂道や階段の昇り降りなどといった日常生活レベルでも、呼吸困難感を生じてしまいます。重症になると在宅でも酸素吸入が必要となります。また、咳と痰が続いたり摂食嚥下障害や栄養障害も呈します。

●COPDにおける摂食嚥下障害の現れ方

それまで普通の食事をしていた患者さんがCOPDの急性憎悪により呼吸困難感を持つことで、疲労感による食欲不振や、嚥下と呼吸のタイミングのずれから誤嚥しやすくなります。

COPDの症状	食事で起こりやすい問題
呼吸困難	呼吸と嚥下のタイミングがズレて誤嚥しやすい 嚥下後に吸気から始めてしまうので誤嚥しやすい 呼吸疲れによる食欲不振
肺の過膨張	胃が圧迫されることによる食欲不振
咳嗽力低下	誤嚥物が排出されにくく誤嚥性肺炎になりやすい

●食事援助のポイント

左ページでみたように栄養管理は大前提となりますが、それ以外にも嚥下訓練や呼吸指導、疲労感を軽減するなど、援助のポイントがあります。

①嚥下訓練や呼吸などの指導

呼吸と嚥下のタイミングを図るために「息こらえ嚥下法」（P123参照）を、呼吸の調整や換気の改善を図るために、食事中に「口すぼめ呼吸」をするよう指導します。

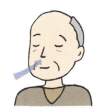
①鼻から息を吸う。

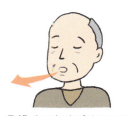
②軽く口をすぼめて口からゆっくりと息を吐く。

②食事前のストレッチ

呼吸困難感が続いていると、頸部周囲筋（胸鎖乳突筋（きょうさにゅうとうきん）・僧帽筋など）の緊張が強く見られることがあります。食事前に嚥下体操（P119参照）の首のストレッチ、肩のストレッチを行うことで筋肉の緊張が緩和し呼吸困難感が軽減する場合があります。

③ハフィングの指導

溜まった痰を排出するのが咳払いですが、呼吸器疾患によって衰えてしまった場合は、咳払いをするときに**ハフィング**を試してみましょう。ハフィングとは、声を出さずに勢いよく「ハッ！ハッ！」と息を吐く方法です。胸に手を当てて、息を吐くタイミングで同時に胸を圧迫する**スクイージング**を併用すると、より効果的になります。

④食事姿勢

疲労感を軽減するために食事姿勢を整えます。呼吸器疾患の場合は、姿勢次第で疲労感が変わりますので特に気をつけましょう（P92参照）。

⑤ひと口量を減らす

呼吸器疾患の場合は、食べるだけで息苦しさを感じる患者さんも多いので、食事の際に息苦しいという訴えがある場合は、ひと口量を減らして、そのぶん食事回数を多くするように指導します。

油分を効率良く使い、ひと口量のエネルギーを上げる工夫をします。

⑥食後に座位を保つ

胃食道逆流を防ぐために、食事後20分から30分は座位を保つようにしましょう。

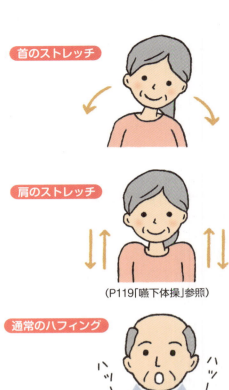

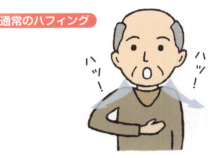

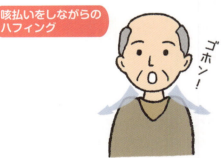

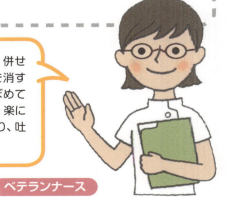

陽圧呼吸法が身近なリハビリになりますので、併せて一緒に実践するとよいでしょう。ろうそくを消すときのように息を吐くことに集中し、口をすぼめてゆっくり長く吐くと、自然な圧が肺胞にかかり、楽に呼吸ができるようになります。息を吸うときより、吐くときがポイントです。

ベテランナース

「口から食べる」を支えるケア

「口から食べる」ことは、単に栄養を摂るだけでなく、生きる希望になりえます。可能な限り「好きなもの」を「好きなとき」に「好きなだけ」食べるという自己選択を支援することで、生きる意欲が増し、健康維持に好循環をもたらします。そのためにどのようなケアができるのかをみていきましょう。

口から食べるための食環境

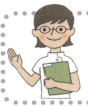

摂食嚥下障害の患者さんには特に食事前から環境を整えることが「安全」に「おいしく」食べられることにつながります。ここではどのような環境を整え、何に気をつけるべきかを説明していきます。

食べるために適した状態をつくろう

患者さんが食事に集中できる環境にはいくつもの要素があり、それらを整える必要があります。また、誤嚥や窒息といった事態に備えて、酸素吸入器や吸引器、パルスオキシメーターなどの準備が必要になります。まずは、下図1～6の項目が整っているか確認しましょう。

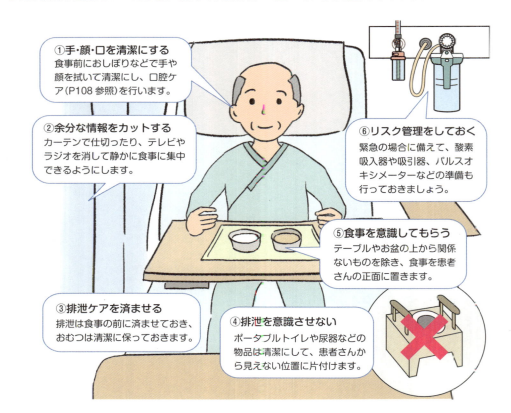

①手・顔・口を清潔にする
食事前におしぼりなどで手や顔を拭いて清潔にし、口腔ケア（P108参照）を行います。

②余分な情報をカットする
カーテンで仕切ったり、テレビやラジオを消して静かに食事に集中できるようにします。

③排泄ケアを済ませる
排泄は食事の前に済ませておき、おむつは清潔に保っておきます。

④排泄を意識させない
ポータブルトイレや尿器などの物品は清潔にして、患者さんから見えない位置に片付けます。

⑤食事を意識してもらう
テーブルやお盆の上から関係ないものを除き、食事を患者さんの正面に置きます。

⑥リスク管理をしておく
緊急の場合に備えて、酸素吸入器や吸引器、パルスオキシメーターなどの準備も行っておきましょう。

食事を開始する前に確認したい項目

左ページの「食べるために適した状態」の6つの項目以外にも、食事前に確認したいことがいくつかあります。合わせて確認していきましょう。

●覚醒の状態

覚醒が悪いと嚥下反射が鈍くなり誤嚥の危険性が高くなります。しっかりと覚醒しているかを確認して、覚醒させる工夫をしましょう。

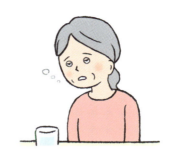

●口の状態

高齢者の場合、安静時唾液の分泌が低下しやすいため、口腔内の乾燥を引き起こしやすい傾向にあります。口腔内の乾燥があると汚れが付きやすくなり、咀嚼も上手くできない状態になるため、食事の直前に、うがいや歯磨きなどをして口の中を清潔にしておきましょう。

入れ歯がある方は、咀嚼などに影響を与えるため、きちんと装着しているか確認しましょう。

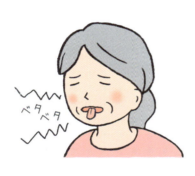

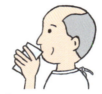
①口の中に水を入れる

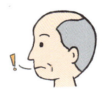
②口唇を閉じる

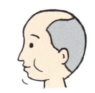
③頬をふくらませる

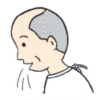
④吐き出す

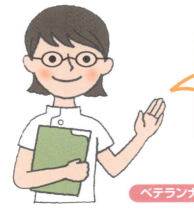
ベテランナース

口腔内が乾燥していると食物も貼りつきやすくなるため、うまく飲み込めず、それだけで飲み込が難しくなってしまいます。
健康な自分とは異なる状態を想像することで、食べにくさや飲み込みにくさがどのような場面で起こるのか理解しやすくなり、より良いケアにつながります。

● **姿勢の状態**

　食べる姿勢を整えることで、安全においしく食事を食べることができます。姿勢は適切か、患者さんに苦痛はないか、食べやすい姿勢になっているかなどの観察が必要になってきます。（P92「食べる姿勢を整えよう」参照）。

● **スプーンなどの食具選択**

　大きいスプーンを使用すると一口量が多くなりがちです。飲み込みが悪い患者さんは口の中でうまく食べ物を処理できなくなり誤嚥を引き起こしてしまう原因になります。そのため、スプーンホールが浅いものを選択しましょう。その他、握力が弱くてうまく箸を使えない患者さんには、スプーンの柄が長く太いものや、食べ物をつまみやすいバネ付き箸などがあります。口までスプーンが届きにくい患者さんには首が曲がるスプーンなどが適しています。

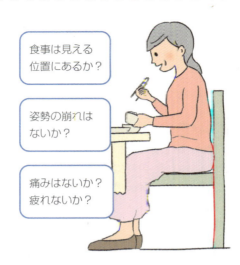

　顎を上げにくい患者さんの場合は、顎を上げなくても最後まで飲み干せるコップがあります。食べ物をすくいやすい構造のお皿や、トレイやお膳に敷く滑り止めマットなどもあります。
　こうした食具を活用し、患者さんの状態に注意しながら最適なものを選択する必要があります。

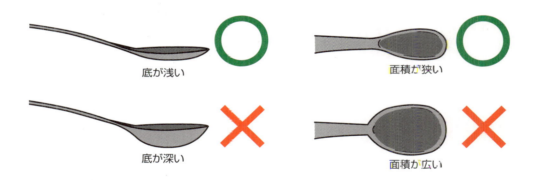

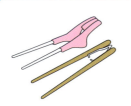
バネつき箸は、2本の箸がバラバラにならず、バネの力で開くのでつまみやすい。

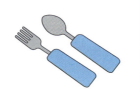
握力が弱い人、指が閉じにくい人も握りやすい、柄が太く軽いスプーン・フォーク。

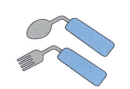
手首が曲げにくくてもまっすぐ口に運べる、先曲がりのスプーン・フォーク。

握力が弱くても握りやすく、持ちやすい形の取っ手がついているコップ。

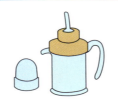
寝た状態のまま飲んでも、中身がこぼれない、フタやストローがついたコップ。

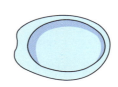
片側のふちにくぼみがあり、スプーンを沿わせると簡単にすくえる形の皿。

鼻がコップに当たらないようU字にカットされたコップはあごが上がりにくい。

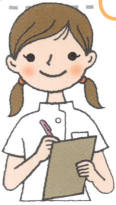
こんなにたくさんの食具があるんですね。それだけいろいろな症状の方がいるということですね。

新人ナース

患者さんに合わせて食具を選ぶだけでなく、使いやすいように工夫したり、状況に合わせて使いわけていきましょう。100円ショップでも手に入るものもありますよ。

先輩ナース

4 「口から食べる」を支えるケア

最適な食事の選び方

摂食嚥下障害の患者さんは、通常の食品が食べにくい、食べられないというケースをよく見かけます。患者さんに合った食事を選ぶため、食べやすい食品と食べにくい食品などの、食形態を知っておく必要があります。

最適な食形態を選ぶ

　嚥下機能や咀嚼機能が低下している場合、食べ物の種類によっては誤嚥を引き起こしてしまう恐れがあります。そうした場合は、食形態の調整が必要になります。

　一口くらいの大きさに分ける、煮込む、つぶすなどの工夫が必要な場合もあります。お茶を飲むとにむせ込みながら飲んでいる場合は、とろみ調整食を加えることも必要です。

　パサパサ、ボソボソしたものが飲みにくい場合は、油脂やつなぎでまとまりやすくします。また、少量で栄養価が高い濃厚流動食品もあり、低栄養の患者さんや食事摂取量の少ない患者さんに適しています。このように、患者さんの状態に応じた食形態の選択をすることが大切です。

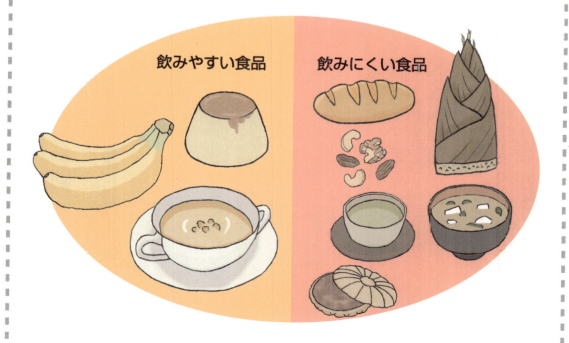

飲みやすい食品・飲みにくい食品

飲みやすい食品と飲みにくい食品には、以下のような違いがあります。摂食嚥下に問題のない人からすると予想外に飲みにくい食品もありますので、よく理解しておきましょう。

飲みやすい食品

性質	特徴・具体例
ツルンとしている	滑りがよく張りつかないもの、液体より動きが遅いもの（茶碗蒸し、絹ごし豆腐、プリン、ゼリー、ムース）
適度なとろみがある	液体でも動きがやや遅いもの、ゆっくり流れるもの（ポタージュスープ、おかゆ、アイス、ヨーグルト）
適度なねばりがある	やわらかく塊を保てるもの、ねばりが強すぎないもの（バナナ、桃、メロン、熟した柿、とろろ、生卵）

飲みにくい食品

性質	特徴・具体例
噛み切りにくい	繊維の多いもの、弾力の強いもの、すじのあるもの（たけのこ、ごぼう、いか、たこ、すじ肉）
パサパサ・貼りつきやすい	水分が少ないもの、貼りつきやすいもの（パン、餅、クッキー、せんべい、海苔、もなか、粉薬）
サラサラ・むせやすい	口の中で動きが早いもの、酸味の強いもの（水、お茶、ジュース、牛乳、酢の物、レモン、梅干）
ばらけやすい	口の中でまとまりにくいもの（そぼろ、ひじき、ナッツ類、かまぼこ、れんこん）
液体と固体が混在している	口の中で水分と固形分に分かれるもの、水分の多い果物（味噌汁、お茶漬け、麺類、みかん、スイカ）

> 飲み込みやすいと思っていた食品が実は飲み込みにくかったり、思っていた以上に食べにくい食品があるんですね。これらを理解して、患者さんの状態に合わせて食形態を選ぶことが誤嚥や窒息の予防になるんですね。
>
> 新人ナース

食品を飲みやすくする方法

飲みにくい食品も調理やちょっとした工夫を加えることで飲み込みやすくすることができます。ここでは食品を飲み込みやすくする主な方法を挙げておきます。

①水分を適度に含ませる
適度な水分を含ませることによって、ぱさつく食べ物を食べやすくします。

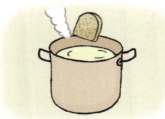

②ツルンとした感触にさせる
ゼラチンなどで固めることによって、口の中でばらけにくく、のどごしが良くなります。

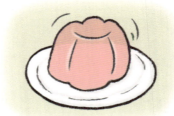

③つなぎや油脂でまとまりを良くする
小麦粉や卵といったつなぎをひき肉などの下ごしらえに混ぜてまとまりを良くしたり、油分の多いソースやマヨネーズなどで食材をあえてまとめます。

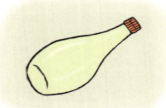

④とろみを加えてまとまりを良くする
あんかけのようなとろみを食材にかけてまとまりを良くすることによって、口の中でばらけにくく、のどごしが良くなります。

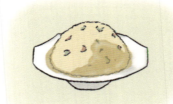

⑤調理方法を変える・組み合わせる
食材を煮込んだり蒸すとやわらかくなり、つぶしたりすることで形を変えたり細かくすることができ、これらを組み合わせて飲み込みやすくします。

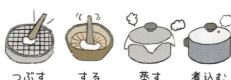
つぶす　　する　　蒸す　　煮込む

⑥粘度の低い液体にはとろみをつける
水やお茶といったサラサラした飲み物にとろみ調整食品（P103参照）でとろみをつけることで、むせを防ぐことができます。

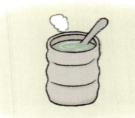

食形態の選択

　食形態の分類の一つとして、日本摂食嚥下リハビリテーション学会の「嚥下調整食分類2013（食事）」があります。この分類は病院や施設ごとに食形態の段階や名称が異なっているため、医療・福祉関係者が共通して使用できる統一基準を作ることを目的として作成されました。

　コード分類がされており、難易度が低いコード0（嚥下訓練食）〜難易度が高いコード4（嚥下調整食）まで5段階になっています。コード0は重症な嚥下障害の患者さんに適しています。また、必要な咀嚼能力もコード別になっているため、患者さんの咀嚼機能に応じた食形態の調整を行うのに用います。

● 嚥下調整食分類2013（食事）

コード		名称	形態	目的・特色	主食の例	必要な咀嚼能力
0	j	嚥下訓練食品0j	均質で、付着性・凝集性・硬さに配慮したゼリー 離水が少なく、スライス状にすくうことが可能なもの	重度の症例に対する評価・訓練用 少量をすくってそのまま丸呑み可能 残留した場合にも吸引が容易 たんぱく質含有量が少ない		（若干の送り込み能力）
0	t	嚥下訓練食品0t	均質で、付着性・凝集性・硬さに配慮したとろみ水 （原則的には、中間のとろみあるいは濃いとろみのどちらかが適している）	重度の症例に対する評価・訓練用 少量ずつ飲むことを想定 ゼリー丸呑みで誤嚥したりゼリーが口中で溶けてしまう場合 たんぱく質含有量が少ない		（若干の送り込み能力）
1	j	嚥下調整食1j	均質で、付着性・凝集性、硬さ、離水に配慮したゼリー・プリン・ムース状のもの	口腔外ですでに適切な食塊状となっている（少量をすくってそのまま丸呑み可能） 送り込む際に多少意識して口蓋に舌を押し付ける必要がある 0jに比し表面のざらつきあり	おもゆゼリー、ミキサー粥のゼリーなど	（若干の食塊保持と送り込み能力）
2	1	嚥下調整食2	ピューレ・ペースト・ミキサー食など、均質でなめらかで、べたつかず、まとまりやすいもの スプーンですくって食べることが可能なもの	口腔内の簡単な操作で食塊状となるもの （咽頭では残留、誤嚥をしにくいように配慮したもの）	粒がなく、付着性の低いペースト状のおもゆ粥	（下顎と舌の運動による食塊形成能力および食塊保持能力）
2	2		ピューレ・ペースト・ミキサー食などで、べたつかず、まとまりやすいもので不均質なものも含む スプーンですくって食べることが可能なもの		やや不均質（粒がある）でもやわらかく、離水もなく付着性も低い粥類	（下顎と舌の運動による食塊形成能力および食塊保持能力）
3		嚥下調整食3	形はあるが、押しつぶしが容易、食塊形成や移送が容易、咽頭でばらけず嚥下しやすいように配慮されたもの 多量の離水がない	舌と口蓋間で押しつぶしが可能なもの。押しつぶしや送り込みの口腔操作を要し（あるいはそれらの機能を賦活し）、かつ誤嚥のリスク軽減に配慮がなされているもの	離水に配慮した粥 など	舌と口蓋間の押しつぶし能力以上
4		嚥下調整食4	硬さ・ばらけやすさ・貼りつきやすさなどのないもの 箸やスプーンで切れるやわらかさ	誤嚥と窒息のリスクを配慮して素材と調理方法を選んだもの 歯がなくても対応可能だが、上下の歯槽堤間で押しつぶすあるいはすりつぶすことが必要で舌と口蓋間で押しつぶすことは困難	軟飯・全粥 など	上下の歯槽堤間の押しつぶし能力以上

出典：日本摂食嚥下リハビリテーション学会／嚥下調整食分類2013　一部改変

食べる姿勢を整えよう

食事の際の姿勢は、誤嚥を引き起こす原因の一つにもなりえます。誤嚥を予防し、食事をスムーズにとれる姿勢を知ることで、患者さんの疲労を軽減して、食事を楽しんでもらうことができるようになります。

✚ 食べる姿勢の重要性

摂食嚥下に問題を抱える患者さんに対しては、唾液や食物を誤嚥する可能性を常に念頭におく必要があります。そうした場合、食べるための最適な姿勢を整える「ポジショニング」がとても重要になります。下の図のように、姿勢を整えることで口腔や咽頭腔の位置と形状を整え、食物の流れをよくすれば、誤嚥のリスクを確実に低減できるからです。

また、無理な食事姿勢は首や体幹などが過度に緊張するため疲れやすく、箸やスプーンといった食具がスムーズに扱えなくなり、食事への集中が難しくなることもあります。楽に安定を保てる食事姿勢は、誤嚥の防止というだけでなく、患者さんが自力で食事を摂取する力を引き出し、食事の際の疲労を軽減し、食事を楽しむ余裕を生み出します。

●首の角度だけでも誤嚥しにくくなる

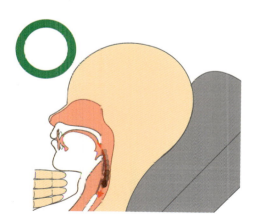

クッションなどを用いて、あごと胸の間に指が4本入る高さに調整する。咽頭から食道へはスムーズに落下し、気管へは角度がつくので誤嚥しにくくなる。

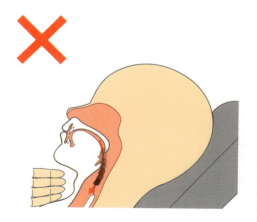

咽頭から気管への流れに角度がほとんどなく、そのまま落下すると気管に入り込み、誤嚥しやすくなる。

イス・車イスでの姿勢

　食事の姿勢は大きく分けると座位（座った姿勢）と臥位（寝た姿勢）とに分けられます。また同じ座位でも、一般的な四本足のイスに座った場合と、車イスに座った場合とでは注意すべき点が異なってきます。ここではまず、イスと車イスそれぞれの姿勢と整え方についてみていきましょう。

●イスでの姿勢

　イスでの正しい座位姿勢とは、下半身（骨盤）と体幹を安定させることで上肢や頭・頸部などがリラックスした状態で、食物の取り込み・咀嚼・嚥下がスムーズに行える姿勢でなければなりません。高齢者は筋肉減少から座位が不安定になりやすいため、下半身を安定させるようにします。下半身が安定することで上半身がリラックスし、両手、口、のどが働きやすくなります。

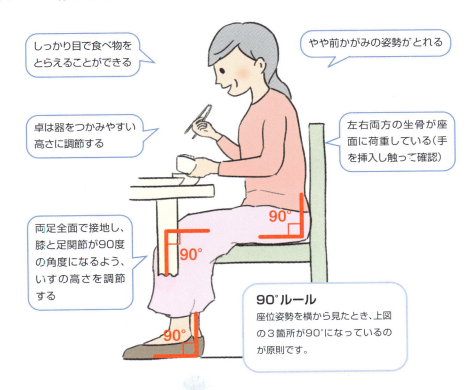

- しっかり目で食べ物をとらえることができる
- やや前かがみの姿勢がとれる
- 卓は器をつかみやすい高さに調節する
- 左右両方の生骨が座面に荷重している（手を挿入し触って確認）
- 両足全面で接地し、膝と足関節が90度の角度になるよう、いすの高さを調節する

90°ルール
座位姿勢を横から見たとき、上図の3箇所が90°になっているのが原則です。

食事の前に、患者さんの姿勢全体を確認するため、いったん少し離れて患者さんの正面や側面、背後から全体を観察し、首の角度や体幹のねじれ、肩や手の位置などを確認するようにしましょう。

先輩ナース

●車イスでの姿勢

車イスでは、食事のときは足元をしっかり安定させる必要があります。足が浮いていると安定感が悪くなり、食べられる量が減ってしまうことがあります。身体よりサイズの大きい車イスを使用している場合は、足を床につけようとするとどうしても前滑りになりやすく、臀部が前にずり落ちてしまいます。また、このような大きい車イスの場合は身体の位置がズレやすく、姿勢も前後左右に傾くなど、全身に余分な力が入る原因になります。また使用年数が経つほど、背もたれや座面にたわみが出てきます。背もたれのたわみは前滑りを起こしやすく、座面のたわみは身体の傾きにつながります。

こうした前滑りの防止や姿勢の保持には、硬めのクッションや適切な高さの足台を使用するなどして下半身を安定させる必要があります。また、車イスそのものを適切なサイズのものに替えるのも有効な選択肢の1つです。

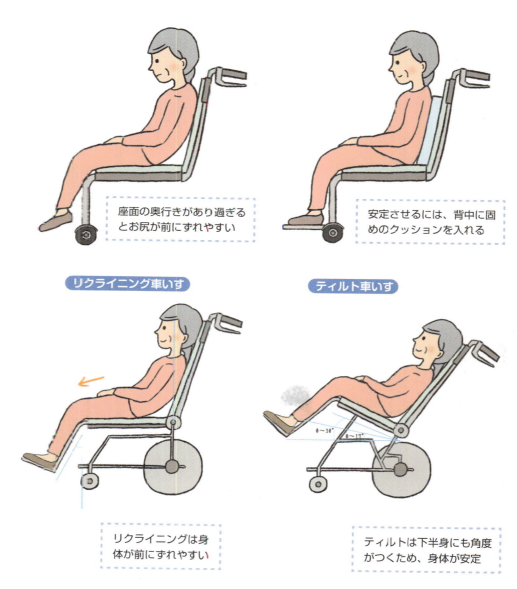

座面の奥行きがあり過ぎるとお尻が前にずれやすい

安定させるには、背中に固めのクッションを入れる

リクライニング車いす
リクライニングは身体が前にずれやすい

ティルト車いす
ティルトは下半身にも角度がつくため、身体が安定

ベッドでの姿勢

　ベッドで臥位姿勢で食事をとる患者さんの場合、大前提として、ベッドのサイズは患者さんの身体にあったものを選びましょう。ベッドのリクライニング機能を使い「大きなイスに座ったような姿勢」をつくるのがポジショニングの基本となります。

基本のポジショニング

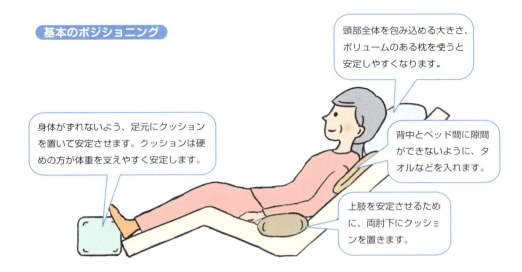

- 頭部全体を包み込める大きさ、ボリュームのある枕を使うと安定しやすくなります。
- 背中とベッド間に隙間ができないように、タオルなどを入れます。
- 上肢を安定させるために、両肘下にクッションを置きます。
- 身体がずれないよう、足元にクッションを置いて安定させます。クッションは硬めの方が体重を支えやすく安定します。

●リクライニング（背上げ）

　背上げを行うときには、臀部が足方向にズレて尾骨・仙骨座りになりやすいので、ベッドの脚上げ機能を使って底板に腰かけるような姿勢を作り出します。具体的には以下の手順で行います。

①ベッドを一度平らにする
②ベッドのリクライニング軸に股関節がくるように、身体全体を十分に頭側に引き上げる
③身体の中心線（正中線）を整える
④身体が足側に滑り降りないよう足上げをしてから、背上げをゆっくりと行う
⑤姿勢が坐骨で支えられているか、直接手を差し入れて確認する
⑥枕やクッションを用いて頭や上半身を安定させる。

皮膚が摩擦で引きつれないように、足抜き、尻抜き、背抜きをして安定させましょう。

先輩ナース

4 「口から食べる」を支えるケア

●ベッドサイズが合わない場合

　患者さんの体格とベッドサイズが合っていない場合、適切なサイズのベッドに替えるのがベストですが、すぐにそうした対応ができないときのポジショニングの方法があります。患者さんの体格に比べてベッドサイズが大きい場合の不都合としては、脚の長さよりベッドの下部の長さが長くなり、臀部の前滑りを起こしやすくなります。患者さんの脚の長さに合わせてひざ下枕と足底クッションを入れた状態で背上げすることで、坐骨と足底で支えられた安定したベッド座位をつくることができます。

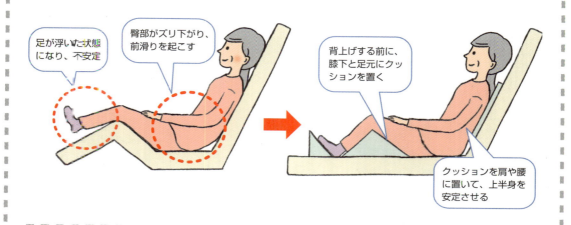

●ベッドのギャッチアップ角度

　ベッドの背上げ角度についても、患者さんの嚥下機能や状態に合わせて調整する必要があります。食事介助が必要な場合はギャッチアップ角度30度を基本とし、自分で食事が摂れる場合は食べ物がしっかり見える60度を基本とします。さらに、それぞれ下図のような点に気をつけましょう。

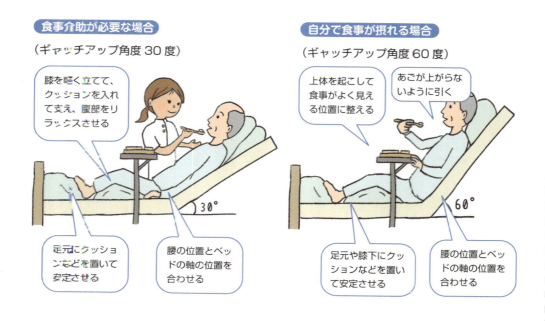

●完全側臥位法

　完全側臥位は、姿勢調整による食事支援方法です。体の側面を下にした姿勢をとり咽頭側壁が下側になると、右下図のように食塊などが重力に沿って貯留できるスペースがつくられます。これにより、左下図の仰臥位に比べて食塊などが気管内に流れ込んだり、吸い込んでしまうリスクを軽減できます。座位でむせ込みやすい高齢の患者さんなどに適しており、また睡眠時に唾液などを誤嚥しやすい場合も、側臥位で改善することがあります。

　時間の経過で側臥位姿勢が崩れないよう、上側の大腿部は前に、下側の足は後ろにずらして安定させ、また体幹が後方に倒れると誤嚥のリスクが高まるので、クッションなどで支えます。

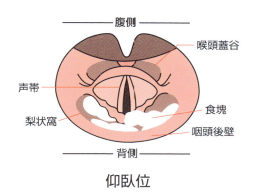

仰臥位

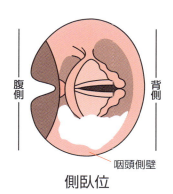

側臥位

●片麻痺がある場合のポジショニング

　片麻痺がある場合は、健側を下にして横になります。顔は麻痺側を向き側臥位をとることで、飲みやすくなる場合があります。また、枕やクッションを利用して麻痺側を少し持ち上げると、食物が食道を通りやすくなる場合があります。

　これらの方法は、頸部聴診法（P40）で確認しながら行いますが、嚥下造影検査（P47）や嚥下内視鏡検査（P49）が行える場合は、側臥位が適しているかどうかや、より患者さんに適した姿勢について、画像診断や観察と合わせて調整することもあります。

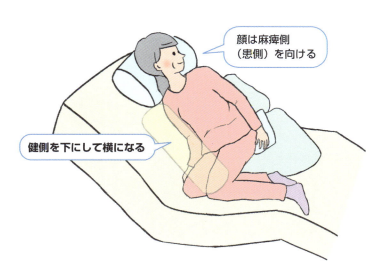

正しい食事介助を行おう

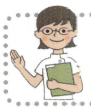

飲み込みに問題を抱える患者さんの食事介助は、特別な配慮が必要になります。正しい食事介助で支えることで、食事を安全で楽しいものへと変えることができます。

食事介助のポイント

患者さんにとって、食事は療養生活の中の大きな楽しみのひとつです。一方、介助する側にとっては、毎回の食事介助は直接訓練の重要な機会であり、患者さんの現在の摂食嚥下の状態を観察できる重要な場面でもあります。

食事介助には、患者さんが安全に安楽に、そして楽しく食事を味わってもらうための基本的な方法や気をつけるべきポイントがあります。正しい食事介助の方法を理解し、毎回意識的にチェックすることで、患者さんの食事介助を安全かつ効果的に行えるようにしましょう。

① 介助者の立ち位置の確認 → ② 食事・食べ物をしっかり認知してもらう → ③ ひと口の分量の調節 → ④ 口に入れるタイミングに気をつける → ⑤ スプーンを適切にさし入れる

その他
- お粥の離水を防ぐ
- とろみ調整食の正しい使い方

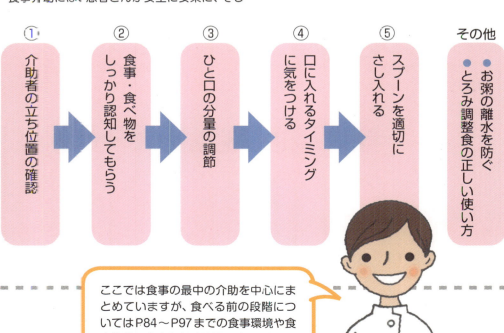

ここでは食事の最中の介助を中心にまとめていますが、食べる前の段階についてはP84～P97までの食事環境や食事姿勢の内容も必ず確認しましょう。

先輩ナース

介助者の位置

　介助する人が患者さんのそばで立ったまま食事介助をすると、患者さんは介助者の顔や目線を見上げてしまい、あごが上がってしまうため、むせを生じやすくなります。食事に目線を落として、集中してもらうためにも、介助者は患者さんと目線の高さを近づけるようにします。

　患者さんがイスや車イスの場合は、介助者もイスに座り、ベッドの場合も同様の高さになるよう工夫します。ベッドの高さが変えられる場合は、介助者よりも少し高い位置に調整すると、患者さんの目線が自然と下向き加減となり、あごを引いた姿勢を保ちやすくなります。

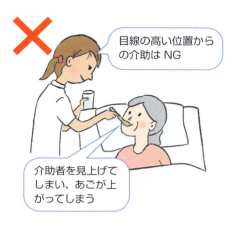

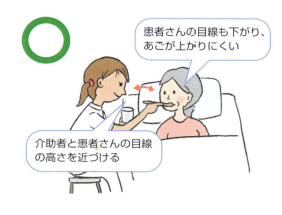

食べ物をしっかり認知してもらう

　食べ物をしっかり認知してもらうことで、食事への集中と意識の切り替えを促します。配膳は本人の正面に置き、何を食べようとしているのか見た目や料理名、素材を認識してもらいましょう。

ペースト食であったりすると、食事内容がわかりにくい場合もありますので、あらかじめメニューを確認し、五感を働かせやすくしましょう。

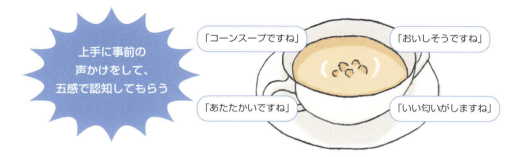

ひと口の分量

　飲み込みに問題がない健常者でも、ひと口量が多すぎると、一度に口の中に入らず食べこぼしたり、こぼさないよう食べ物をすするので、むせやすくなってしまいます。飲み込みが困難な患者さんの場合はさらに、飲み込み切れなかった食べ物がのどに残ってしまい、それが吸気と一緒に気管へと流れ込んで、誤嚥を生じやすくなります。

　また、加齢によって一度に飲み込める量は少なくなり、高齢者のひと口量は10ml程度と言われます。例えば、一般的なカレースプーンに載る量は平均で15〜20mlなので、多過ぎになることが分かります。さらに、一度に飲み込めずに何度もゴックンと嚥下反射を繰り返すうちに、嚥下と呼吸のタイミングが合わなくなり、むせてしまうこともあります。

　こうしたことを避けるために、小さめのスプーンや底の浅いスプーンを使うなど、ひと口の分量が一回で飲み込める量になるようにうまく調節しましょう。

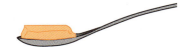
カレースプーンですくうと、量が多めになってしまいがち

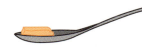
ひと口で飲める分量だけのせる

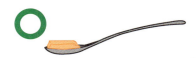
たくさんのせられない小さめのティースプーンなどを使う

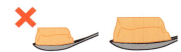
ひと口量を考えずにスプーンに山盛りにするのはNG

口に入れるタイミング

　食べ物を自力摂取できる患者さんの場合、口の中に食べ物を入れて飲み込む前に、次のひと口をどんどん入れてしまうというケースがあります。食べるペースが速すぎると、嚥下と呼吸のタイミングがズレたり、のどに食べ物が残ることでむせや誤嚥を起こしやすくなります。ペースが速すぎるときには、「ゴックンしてから次を食べましょう」というように声をかけて、ペースダウンを促します。

　食事に介助が必要な患者さんの場合は、口へ運ぶペースが遅すぎると、飲み込むタイミングが合わなくなることがあります。介助者は、嚥下反射のゴックンが起こったらすぐに口へ食べ物を運べるよう、ひと口分をすくって待っているとタイミングを合わせやすくなります。

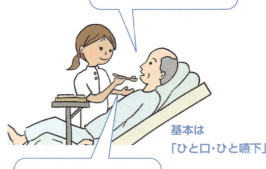

口の動きや、のどのゴックンの動き、表情などを見てタイミングを合わせます。

基本は「ひと口・ひと嚥下」

器からいつでも口へ運べるよう、スプーンでひと口分をすくった状態で待ちます。

スプーンの差し入れ方

まず、食膳や食べ物の器を患者さんから見える位置に置き、器から食べ物をスプーンですくうところが見えるようにします。そのまま食べ物を見てもらいながら、口唇の正面から口へと運びます。

スプーンの底が舌の上にのるように口に入れたら口を閉じてもらいます。上唇がスプーンの上を滑るように少し舌背に圧力をかけてこすりながら、スプーンの柄がやや上向きの状態でゆっくりと抜き取ります。このとき、スプーンを抜き取る動きによって、患者さんのあごが上がらないように注意しましょう（残留や唾液がある場合はあごが上がると誤嚥しやすくなります）。同様に、口腔内に残留がないか確認する際は、あごを下げてもらった状態で観察しましょう。

①スプーンですくったら、器から口まで、患者さんに見えるようにして運びます。

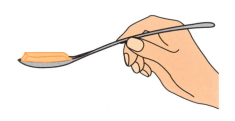

②スプーンの底が舌の上にのったら、口を閉じてもらいます。

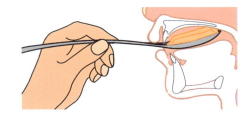

③スプーンの底を舌背に押し付け、少し圧力をかけるようにします。

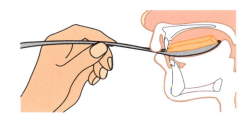

④スプーンの柄はやや上向きにして、上唇がスプーンの上をすべるにして抜き取ります。このとき、患者さんのあごが上がらないように注意しましょう。

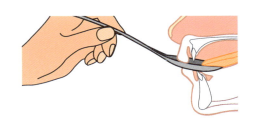

食事介助はなるべく介助者を変えないのが原則です。同じ介助者ができない場合や、代わる必要がある場合は、必要な介助を細かく引き継ぎしましょう。

ベテランナース

お粥の離水の防ぎ方

お粥を食べていると、水っぽくさらさら、しゃばしゃばになります。これは、唾液の付いたスプーンで何度もすくうことで、唾液に含まれる酵素アミラーゼが米の炭水化物を分解することで起こる現象で、これを**離水**と言います。ミキサーにかけて均一にしても同じ現象が起きます。

水分でむせやすい患者さんにとって、本来ならとろみのあるお粥は嚥下しやすいものですが、時間がたつにつれて水分が増加して誤嚥のリスクが高くなる状態になりやすいのです。

このような状態を避けるためには、お粥にとろみを加えたり、あらかじめ小分けにして摂取するようにします。酵素入りのとろみ調整食は、粘度を安定させる方法の一つですので検討してみましょう。

また、お粥に限らず同様に形態が変化するものとして、凍らせたゼリーが溶解して上澄みの水分が出たり、ヨーグルトの上澄みでも誤嚥のリスクが高まるので注意が必要です。一つひとつの食品の変化への気配りと理解が誤嚥予防の食事支援に直結します。

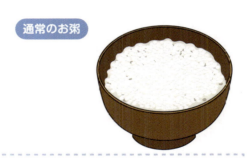

通常のお粥

出来立ての粥は離水がありません。飲み込みが悪い患者さんや、特に噛む力が低下している患者さんに適しています。

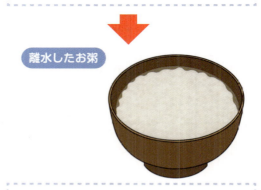

離水したお粥

食べ始めると、唾液に含まれるアミラーゼが米の炭水化物を分解して起こります。水分でむせ込みやすい患者は誤嚥のリスクが高くなるので注意が必要です。

唾液の働き

唾液分泌は、成人の場合1500ml/日程度出ますが、高齢者になると減少します。しかし、安静時は減少するものの、刺激を受けた際の唾液分泌の量は高齢者もほとんど変わらないとされています。

まず唾液の働きには、アミラーゼなどの消化作用があります。また、唾液と食べ物が混ざることによる化学反応によって味が知覚されます。さらに口腔内が乾燥した時の粘膜の痛みを和らげ、なめらかな会話を可能にします。唾液を適宜飲み込むことで、口腔の剥がれた痂皮や汚れを胃へと洗い流して、自浄作用を保つなどの大切な働きもあります。このように多くの働きのある唾液腺はなるべくふさがず、口腔内を湿潤させるケアが必要です。

とろみ調整食（とろみ剤）の使い方

　飲み込みに問題を抱える患者さんにとっては、水のようにサラサラなものは咽頭を素早く通過するため、誤嚥しやすく飲みにくいものだといえます。そうしたものは**とろみ調整食**を使い、とろみ（粘度）を増して、飲みやすい形態に整えます。

　とろみ調整食には、主にデンプン系、グアーガム系、キサンタンガム系の3種類を主原料としたものがありそれぞれ特徴がありますが、最近はキサンタンガム系が主流です。透明度が高く、無臭なので飲食物の味や匂いに影響しにくく、すばやく粘度がつき、牛乳や濃いめの流動食にも粘度がつけやすくなってきています。しかし、間違った混ぜ方をするととろみ調整食がうまく溶けず、いわゆる**ダマ**と呼ばれる白いかたまりができてしまいます。このダマは、咽頭や口腔内にへばりつくことで、むせ込みの原因にもなりやすく、また不快感からとろみ調整食を嫌がる原因にもなります。さらにダマは十分に液体に溶けていない部分が出ている証拠なので、作りたい粘度よりも薄いものになってしまいがちです。こうしたことから、ダマのできない正しい使用方法をマスターすることが大切です。

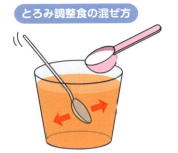

とろみ調整食の混ぜ方

飲み物などにとろみ調整食を入れながら、スプーンを前後に往復させ、とろみ調整食品を散らすようにかき混ぜます。

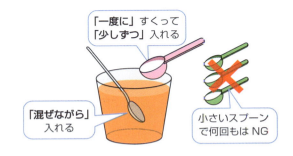

「一度に」すくって「少しずつ」入れる
「混ぜながら」入れる
小さいスプーンで何回もはNG

小分けにして何度も加えると時間の経過によって途中でダマができやすくなります。「一度に」「少しずつ」「混ぜながら」とろみ調整食を入れるのがポイントです。

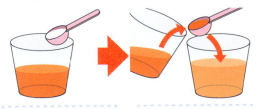

とろみを強めたい場合

①強めにとろみをつけた同じ飲み物を作る。
②調整したい飲み物に①を加えてかき混ぜる。

とろみを弱めたい場合

とろみ調整食を入れていない、同じ飲み物を加えてかき混ぜれば、とろみを弱く調整できます。

　患者さんの症状に応じて適切な粘度は異なります。患者さんの摂食嚥下機能に応じて、日本摂食嚥下リハビリテーション学会が定めた基準表を参考にして粘度を調節してください。また、病院や施設ごとに基準を設け、統一してスタッフ間で共有しておくとよいでしょう。

安全な服薬方法

摂食嚥下障害のある患者さんにとって、薬の内服は簡単なものではありません。そこで、薬の数を減らしたり、口から内服する以外の方法から効果を発揮できる方法についても理解を深める必要があります。

安全に服薬するために

安全に服薬するために気をつけなければならないポイントはたくさんあります。**ポリファーマシー**（多数の薬の併用によって起こる副作用などの有害事象）や、嚥下を阻害する薬ではないか、服薬時の姿勢保持と調整、口腔ケアや口の中の湿潤などがあります。

また、薬を飲む際に何で飲むか（水、ゼリーなど）や、容器や道具は何を使うか（コップ、スプーン、吸い飲み、水薬ボトルなど）、薬の形状（粉、散剤、錠剤、カプセルなど）や量はどのくらいかなど多くのことを総合して考えなければなりません。いくつか例を挙げておきます。

▼何で飲むか（水・ゼリーなど）

患者さんのケース・状態	選択肢
水でむせる	とろみ水（P103参照）で飲む
口でばらけて、飲み込めずに残る	とろみ水（P103参照）に溶かし、交互嚥下
舌や頬、義歯につく	ゼリーを舌の奥に乗せる（P105参照）

▼何を使うか（容器・道具類）

患者さんのケース・状態	選択肢
コップで飲むとむせやすい	傾けずに飲めるコップ（P87参照）などの活用
内服のたびに痰が増量・発熱を繰り返す場合（高度嚥下障害）	簡易懸濁（P106参照）、シール剤（医師・薬剤師と相談）などの活用

ゼリーを用いた内服方法

　ゼリーは「密度が均一」、「適当な粘度がありバラバラになりにくい」、「飲み込みの過程で変形しやすい」、「べたつかず粘膜に付着しにくい」という、嚥下しやすい食品としての条件を十分に満たしています。口腔や咽頭、食道へと滑らかに通過し、残留しにくいことから嚥下に適した性質を持っていることから、薬の内服に用いやすいといえます。また、薬が苦手な患者さんも、薬をゼリーに埋め込んだり包むことで飲んでもらいやすくなります。

　ゼリーを用いた内服はこのようにメリットも多くありますが、注意すべき点や考慮すべきことがいくつかあります。

　基本的に滑らかに飲み込めるゼリーですが、埋め込んだ薬が出てしまい口の中に張り付くこともあります。潰瘍を作ってしまう薬もあるので、口腔などへの付着を防ぐために、口腔内を十分湿らせてから飲ませるようにします。飲み込めずに吐き出してしまう場合は、好きな味のゼリーに包み、外側を少しやわらかくふやかして飲みやすくしたり、より小さな剤形の薬に変更できるか医師や薬剤師に相談しましょう。内服した後の口腔内の観察も忘れずに行いましょう。

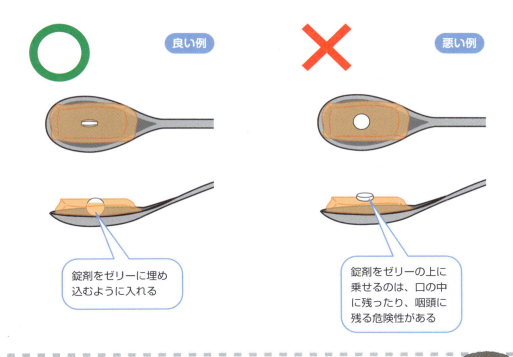

良い例：錠剤をゼリーに埋め込むように入れる

悪い例：錠剤をゼリーの上に乗せるのは、口の中に残ったり、咽頭に残る危険性がある

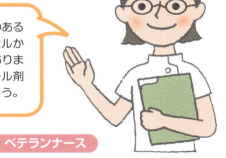

徐放剤や腸溶剤など特別に意味のある加工がされているものは、カプセルから出すと効果が消失することもあります。口で溶けやすいOD錠やシール剤への変更を薬剤師に相談しましょう。

ベテランナース

簡易懸濁法
（かんいけんだくほう）

　簡易懸濁法とは、嚥下障害のある患者や経管栄養チューブが施されている患者さんのために考案された薬剤投与の方法で、処方された錠剤をとろみのある水薬として内服します。

　錠剤は粉砕せず、カプセルも開封せず、これらをそのままお湯（約55℃）に入れ、溶かしてよく混ぜて懸濁（液体中に拡散された状態）させます。

　簡易懸濁法は、錠剤を粉砕したりカプセルを開封しないため調剤時間を短縮でき、薬剤が直接光にさらされないなど、薬の変質などを抑えられるといったメリットがあります。

簡易懸濁法の手順

①懸濁容器に1回分の薬剤を入れる。錠剤は粉砕せず、カプセルも開封せずそのまま入れる。

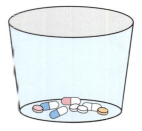

②約55℃のお湯を20〜30ml程度を入れ、フタをして10分間そのまま放置する。

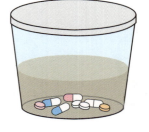

③薬剤を入れ10分間放置していた②の溶液をよく振り混ぜて懸濁させる。

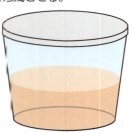

> 55℃のお湯に10分間放置するのが、薬剤を溶かす大事なポイントです。
> 60℃設定のできるポットがあれば、お湯2：水1の割合で簡単に55℃のお湯が作れます。

嚥下機能の状態に合わせて、薬剤を溶かした溶液をとろみ調整食で調整することもあります。

先輩ナース

服薬に関するリスク管理

摂食嚥下障害のある患者さんの服薬には、通常の服薬の場合とは異なるリスクがあります。事前に予測可能な問題や主なリスクを知っておき、患者さんの状態を観察しながらリスク管理を図りましょう。

●服薬前に息を整える

薬を飲み込んでいる最中に息を吸い込むと、誤嚥をしたりむせやすくなるので、薬を飲む直前に呼吸を整え、息を多く吸っておくのも大切です。（P81参照）

●服薬時のあごの角度（顔の向き）

あごを上げ、顔を上に向けて飲み込むことは、救急時の気道確保と同じように気道を広げる状態となるため、気管へ水分が流れ込んだり、薬を誤嚥しやすくなります。

特に嚥下障害の方の場合は、それにより窒息に至ることもありえるため、薬を口に含んだら、できるだけ下を向いて飲み込むよう促します。下を向いたまま飲み込むために、薬を飲むための水分をストローでとるのも有効です。ストローで吸い上げるとひと口量が多くなってしまう場合には、10ml以内をカップに入れながら、ストローで吸い上げる量をコントロールする必要があります。

●薬剤の数・種類の整理や形態の変更

薬の数や種類が非常に多い場合は、内服薬を整理できないか医師や薬剤師等に相談し、シール剤やゼリー剤に変更できるものがあれば変更してもらい、誤嚥のリスクや患者の負担を減らす工夫をしましょう。また、嚥下に影響を及ぼす薬もあるので気をつけましょう。

●絶食中の服薬リスク

絶食中の内服も嚥下関連筋群の衰えや嚥下機能を低下させる薬があると、誤嚥のリスクを高めてしまう可能性があります。絶食中に内服が必要になった場合は、嚥下評価（P36）を行い、嚥下が不利になる薬はないか確認する必要があります。

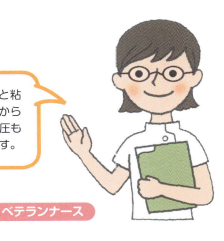

義歯を使用する場合は、義歯と粘膜との隙間を義歯剤で埋めてから内服すると、隙間に入らず嚥下圧も高まり、内服がしやすくなります。

ベテランナース

口腔ケア

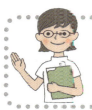
口腔ケアには口腔内を清潔に保つ以上に多くの効果があることをよく理解しましょう。正しい口腔ケアの手順と方法を身につければ、患者さんのQOLは著しく向上し、摂食嚥下の改善に大きく役立ちます。

口腔ケアの重要性

　口腔ケアは、口腔内を清潔・健康に保つための日常ケアであるばかりでなく、治療の一環であり、摂食嚥下機能向上のためのリハビリテーションの役割も果たします。口腔ケアは口腔内の自浄作用も高め、咳反射や嚥下反射を活性化するとされ、また口への刺激と同時に手を使う動作をともなうことで、脳にもよい刺激を与えます（脳の運動野と感覚野において、脳に受ける仕事量の40％が口腔に関連）。脳が活性化されることで覚醒も促され、これらの総合的な結果として誤嚥性肺炎の予防や、嚥下関連の筋肉の廃用症候群（衰え）予防が期待できます。

　また、口腔内を健康で清浄な状態に保つことは、食べる楽しみを得ることに直結し、食べる以外にも会話や歌を歌うなどの生活のうるおいに関わってきます。その他以下の図のような効果も期待できます。

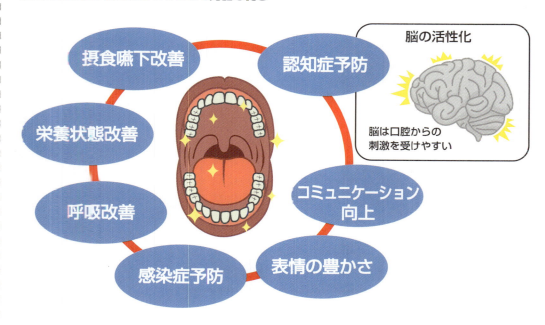

口腔ケアの手順

　一般的な口腔ケアは、以下の図のような手順で行われます。まず、効果的な口腔ケアを実施するためには、患者さんごとに合わせた専用のケア用具を用意します。次に、認知症や口周辺に緊張がある患者さんには、声かけや脱感作を行います。誤嚥を防ぎながら姿勢調整を行い、痂皮（かひ）がある場合はその保湿ケアをします。その後歯、粘膜の清掃をし、細かい食べかすなどを取り除きます。口内が乾燥しやすい患者さんには保湿ケアをし、口腔内の確認をしてふだんの楽な姿勢に戻ってもらい、ケアが終わったことを伝えて終了します。

4　「口から食べる」を支えるケア

手順	期待できる効果・目的
ケア用品・用具の選択	個別の症状・状態に合わせた効果的なケア
声かけ・脱感作	不安の軽減や緊張の緩和
姿勢の調整	ケア時の疲労軽減と誤嚥予防
口腔内の観察	必要なケアの調整
痂皮の保湿ケア	疼痛の軽減と出血予防
歯・粘膜の清掃	菌回収、虫歯予防、食物残渣除去（誤嚥予防）
保湿と口腔内の確認	口腔内の乾燥防止
安楽な日常姿勢、声かけ	ケアから日常生活への切り替え

口腔ケアは治療的、リハビリ的意味も兼ねた大切なケアですので、患者さんの「食べられる口」を支えるという意識で取り組みましょう。

ベテランナース

ケア用品・用具の選択

口腔ケア用具は非常に多種類あります。以下はその中の一例です。義歯などは義歯専用歯ブラシがあるので、必要に応じて適切な用具を選ぶことが大切です。また、歯ブラシで出血しやすい場合には毛先の固さをやわらかいものに変えるなど、柔軟に変更していきましょう。

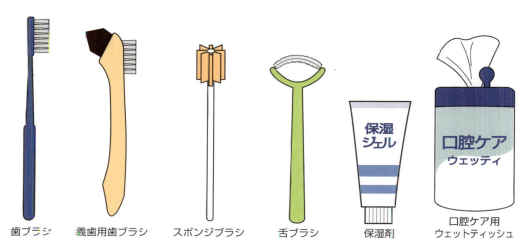

歯ブラシ　義歯用歯ブラシ　スポンジブラシ　舌ブラシ　保湿剤　口腔ケア用ウェットティッシュ

声かけ・脱感作（だつかんさ）

声かけってこれから口腔ケアを始めるということを伝えましょう。

また、口は多くの人にとってあまり触られたくない場所です。いきなり口に触れると過敏に反応し、緊張が高まる場合があります。まずは口から離れた場所から徐々に触れることで、緊張をほぐしてもらいます。これを**脱感作**といい、声かけをしながら口腔ケアへの準備として行います。

110

姿勢の調整

口腔ケアの際にも、誤嚥のリスクは常にあります。誤嚥予防のためにも姿勢の調整には気をつけましょう。

座位の場合

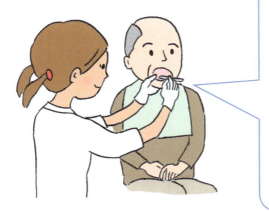

●唾液誤嚥に気をつける

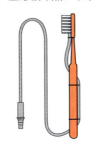

吸引歯ブラシ

口腔ケアの最中は唾液が出やすい状態になるので、このような吸引歯ブラシで、唾液を吸い取りながらのブラッシングも一般的です。

イスに座れる場合は、深く腰かけてもらいます。介助者は目線を同じ高さに合わせ、患者さんのあごが上がらないよう気をつけます。口の中に触れると唾液が増えるので、唾液誤嚥には特に気をつけましょう。そのような場合は、右図のような吸引歯ブラシを使うのも有効です。

ベッド座位の場合

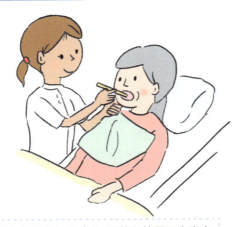

イスに座れない場合も、可能な範囲で上半身を起こして座位に近づけましょう。

ベッド側臥位の場合

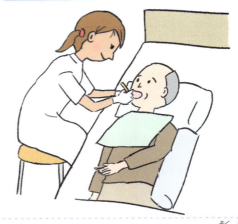

上半身を起こせない場合は、横向きに寝る側臥位(そくがい)の姿勢をとります。

口腔内の観察

口腔ケアを始める前に、どのようなケアが必要なのか口腔内を観察し、アセスメントを行います。患者さんの口腔内の状態はそれぞれ異なりますので、必要なケアは一律ではありません。下記の図は基本的な観察のポイントをまとめていますので参考にしてください。

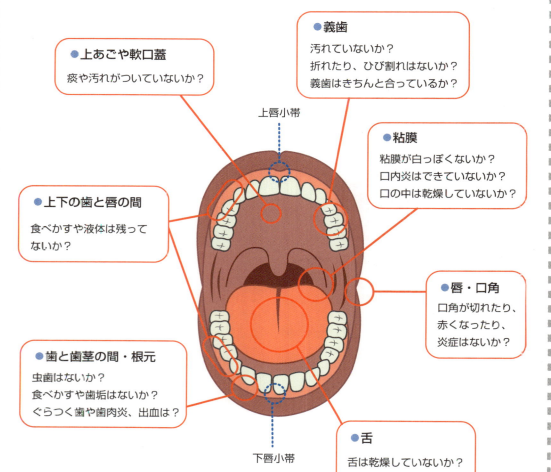

- ●上あごや軟口蓋
  痰や汚れがついていないか？

- ●義歯
  汚れていないか？
  折れたり、ひび割れはないか？
  義歯はきちんと合っているか？

- ●粘膜
  粘膜が白っぽくないか？
  口内炎はできていないか？
  口の中は乾燥していないか？

- ●上下の歯と唇の間
  食べかすや液体は残ってないか？

- ●唇・口角
  口角が切れたり、赤くなったり、炎症はないか？

- ●歯と歯茎の間・根元
  虫歯はないか？
  食べかすや歯垢はないか？
  ぐらつく歯や歯肉炎、出血は？

- ●舌
  舌は乾燥していないか？
  舌苔はついていないか？

上唇小帯
下唇小帯

> すぐにケアを始めるのではなく、まずは患者さんの口の中をよく観察しましょう。上の図の青い点線で囲んだ上唇小帯、下唇小帯などは、切れると大変痛いため、口腔ケアの拒否につながりますので気をつけましょう。

ベテランナース

痂皮の保湿ケア

痂皮(かひ)とは、口腔内で唾液が十分に分泌されないなど、自浄作用が正常に機能していないために、新陳代謝ではがれ落ちるはずだった粘膜が、上手くはがれ落ちずに厚く重なり、乾燥により硬くこびりついてしまった古い粘膜の厚い層のようなものです。

本来ならはがれ落ちるはずの古い粘膜である上、唾液による自浄作用が低下しているため、細菌が多く繁殖し、不衛生な状態となっています。

しかし、この痂皮は乾燥してしっかりこびりついているため、無理にはがそうとすると粘膜までむけて出血してしまうため、保湿してやわらかくし、徐々にはがれるようにする必要があります。

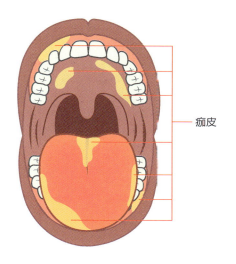

痂皮

保湿ケアに用いる用具

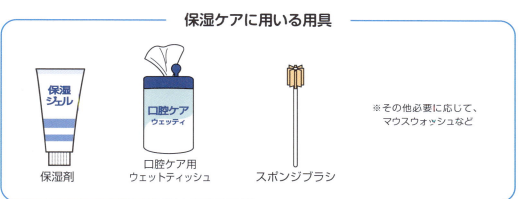

保湿剤　　口腔ケア用ウェットティッシュ　　スポンジブラシ

※その他必要に応じて、マウスウォッシュなど

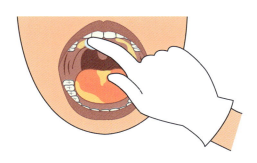

①痂皮がある口腔内は乾燥しているため、まずは口全体を湿らせる。口腔内には保湿ジェルなどの保湿剤を指につけて塗布し、口腔内だけでなく唇や口角にも塗布する。

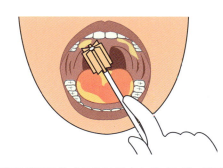

②痂皮が柔らかくふやけてきたら、スポンジブラシか、ウェットティッシュを指に巻きつけ、少しずつ取り除く。一度に無理にはがそうとすると出血しやすいのでゆっくり継続的に行う。

歯・粘膜の清掃

　歯ブラシを使った歯磨きも、正しい方法でしっかりと行いましょう。歯垢がたまりやすい歯と歯肉の間、歯と歯の間は特にしっかりと歯ブラシの毛先を当ててよく磨きましょう。磨く力があまり強いと、歯肉に傷をつけたり、また痛みで患者さんが口腔ケアを拒否するようになることもあります。他者の口の中は力加減が分かりにくいので、特に気をつけましょう。

●歯ブラシの持ち方
　口腔ケアは、患者さん本人が行える場合は、できる範囲で本人に行ってもらいましょう。
歯ブラシを手で持つのは、食具と同様、手で持って扱う訓練にもつながります。
　握力が弱い場合は、グリップの太いものや、シートを巻きつけて太くするなどの工夫をすると良いでしょう。正しい持ち方は、右図を参照してください。

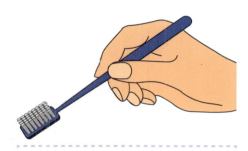

ペンや鉛筆を持つような持ち方（ペングリップ）をすると細かく磨けます。

●歯の磨き方
　歯ブラシはあまり大きく動かさず、歯1本〜2本分の幅の間で小刻みに動かして磨きましょう。歯ブラシを当てた場所で、10〜20回、横向きに動かします。

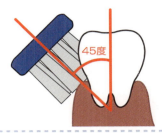

歯と歯肉の境目や歯と歯の間に、ブラシの毛先を45度の角度で当てる。

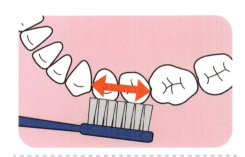

1〜2歯の幅で、横方向に小刻みに動かして磨く。

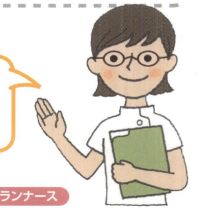

ブラシの持ち方、当てる角度、動かし方など、基本をしっかり覚え、効果的な口腔ケアをすることが、誤嚥性肺炎などの予防に直結しています。

ベテランナース

低い歯がある場合

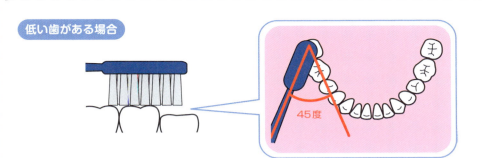

背の低い歯があって、まっすぐ歯ブラシを当てても、しっかり当たらない場合、歯ブラシを斜め45度の角度で横から入れて、細かく磨く。

前歯の裏側の磨き方

横から見た磨き方　　　　　　　　上から見た磨き方

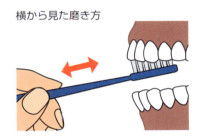 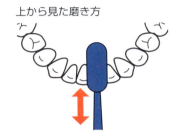

歯ブラシを縦に使って、歯を一本ずつ磨く。磨き残しがないよう、歯の傾きに合わせて角度を変えながら磨く。

●舌の清掃

　本来、健康な舌はピンク色をしていますが、新陳代謝がうまくいっていないと舌の表面に食物や唾液の成分が沈着し、細菌が繁殖して白や黄色になる部分が出てきます。これを舌苔といいます。

　舌苔の中にはたくさんの菌がありますので、抵抗力の落ちている患者さんや高齢者の場合は、誤嚥性肺炎などの引き金になる可能性が高くなります。そのため定期的に舌の清掃をして、この舌苔を取り除く必要があります。

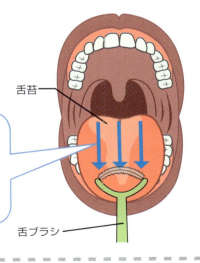

舌ブラシでを舌奥に当て、そのまま奥から舌尖へとまっすぐ引くように舌苔をこすり落とす。
回数は4～5回。舌の粘膜は傷つきやすいので注意すること。

●粘膜の清掃

　口腔内はほとんどが粘膜に覆われています。頬の内側、歯肉、軟口蓋など、この粘膜にも歯と同様に食べかすが付着し、細菌が増殖します。健康な口腔内であれば、唾液による自浄作用などが働き清潔さが一定に保たれますが、口内の機能が低下していると汚れや細菌が増え続けるため、歯と同様に粘膜の清掃が必要です。

　粘膜の清掃によって、清潔さが保たれることに加え、刺激を与えることで感覚を鍛えたり、新陳代謝や唾液の分泌も促します。

粘膜清掃に用いる用具

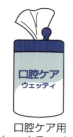
口腔ケア用
ウェットティッシュ

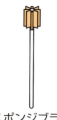
スポンジブラシ

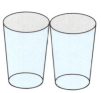
コップ2つ
（洗浄用と湿らせ用）

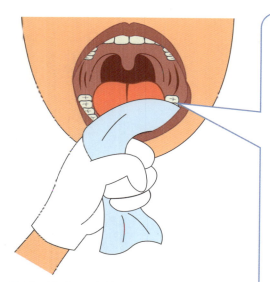

スポンジブラシを使う場合は、湿らせ用のコップに浸してから、余分な水分は絞ります。ウェットティッシュを巻きつけた指か、スポンジブラシで、粘膜の汚れを奥から手前にやさしくかき出すように取り除きましょう。

粘膜清掃の順序

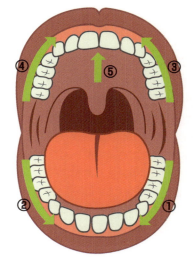

歯と頬の内側の間を、奥から手前に向かって清掃していきます。上下左右を行ったら、最後に軟口蓋も奥から手前に拭き取ります。

●義歯の洗浄

　義歯は、義歯専用ブラシを使い、流しのシンクなどで流水下でブラッシングして洗浄します。歯磨き粉の研磨剤は義歯を傷つけるため、歯磨き粉は使用せず、流水のみでブラッシングします。下の図の汚れがつきやすい部分は特に念入りに、義歯の裏・表、金具までぬめりが取れるまでよく磨いてください。

　また、洗面器などに水を溜めてその上でブラッシングすると、義歯を落とした場合でも水に落ちることで義歯の損傷を防ぐことができます。

汚れがつきやすい部分

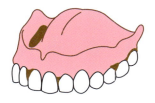
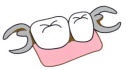

総入れ歯の場合、上部のくぼんだ部分や奥歯の頬側なども汚れがたまりやすく、部分入れ歯は特に金具周りが汚れやすくなります。

就寝時

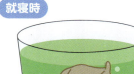
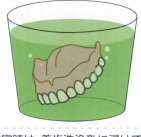

就寝時は、義歯洗浄剤に浸けて、化学的洗浄を行います。

✚ 保湿と安楽な終了姿勢

　ひと通り口腔ケアが終わったら、口腔内を確認し、乾燥しやすいようであれば必要に応じて保湿ケアを行います。

　声かけしてケアが終わったことを告げ、楽な姿勢に戻ってもらうようにしましょう。口腔ケアは患者さんによってはたいへん体力を使うので、状態に注意しましょう。

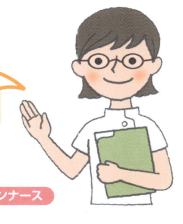

口腔ケアの一連の流れ・手順を、P109の図にあるケアの効果や目的を意識しながらもう一度確認しておきましょう。

ベテランナース

摂食嚥下訓練①
（食べ物を用いない訓練方法）

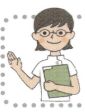

摂食嚥下訓練とは、食べ物の飲み込みが悪い方がその機能を向上させるために行う訓練です。食べ物を用いない「基礎訓練」と食べ物を用いる「直接訓練」があります。まずは基礎訓練について学びましょう。

基礎訓練の目的と効果

●食べ物を用いない訓練（基礎訓練）

食べ物を用いない方法を「**基礎訓練**」（または**間接訓練**）といいます。嚥下訓練を行う際は、目標を設定したうえで行うことが重要です。

食べる前に、食べるために必要な口・舌・頬などの筋肉運動を行い、刺激を加えて感覚機能を促すことで、誤嚥のリスクを予防して安全に食事を楽しむことが目的です。

●訓練の進め方

訓練は患者さんによっては負担が大きく、漠然と訓練を行っていてもモチベーションや訓練の効果は上がりません。多職種と協力し、患者さんの状態に合った訓練内容を選択することや、短期目標・長期目標に分けて目標設定をすることで効果的に行えます。

```
嚥下体操      のどのアイスマッサージ      ブローイング訓練
おでこ体操    息こらえ嚥下法              プッシング・プリング訓練
                基礎訓練（間接訓練）
```

基礎訓練は種類が多いので、患者さんに合った訓練内容を選択することが大切です。

ベテランナース

嚥下体操

　嚥下体操は、飲み込みに関連した器官の機能や協調性を改善させる運動訓練です。食べたり飲んだりするときに使う口、舌、頬などの筋肉を動かす体操です。そのため、食事前に準備体操として行ったりします。また、覚醒を促すことにもつながります。

主な対象者：高齢者全般、仮性球麻痺(きゅうまひ)など
具体的方法：毎食前・以下の手順を1セット行います。

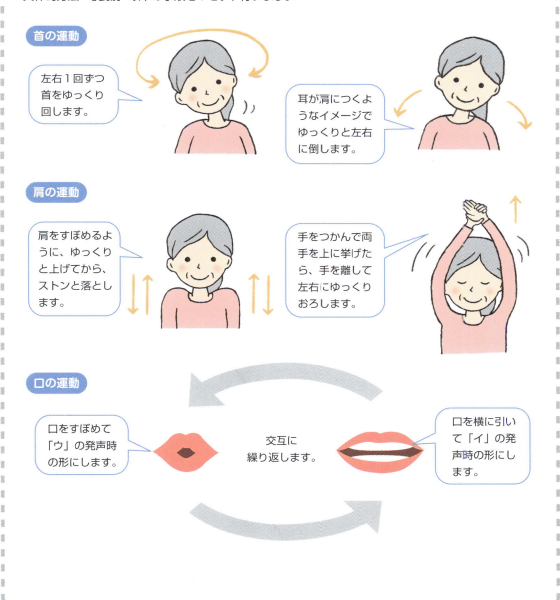

頬の運動

頬を繰り返し膨らませたり、すぼめたりします。

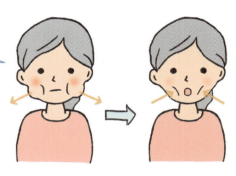

舌の運動

舌を突き出したり、舌を喉の奥の方へ引きます。

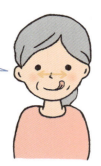
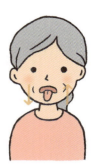

発声の練習

「パ・タ・カ・ラ」をゆっくり、はっきり繰り返し発声します。

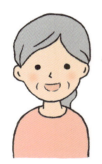
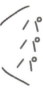

集団で行うことにより効率的になり、意欲の向上にもつながります。

ベテランナース

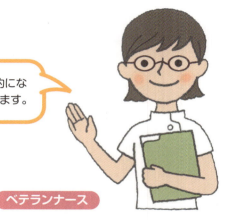

のどのアイスマッサージ

のどのアイスマッサージは、凍らせた綿棒に少量の水をつけて、刺激すると嚥下反射を誘発させる部位の粘膜（軟口蓋、舌根部、咽頭後壁など）を押したりなでたりして、空嚥下を促す方法です。これによって嚥下反射を起こしやすくし、同時に口腔内を潤します。

摂食前の準備や、食事中に動きが止まってしまったときなどに、どこでも手軽に行えるため、一般的に浸透しています。

主な対象者：嚥下障害を持つ患者さん全般、嚥下反射の惹起遅延がある場合、覚醒レベルが低下している、嚥下頻度が低下している場合など

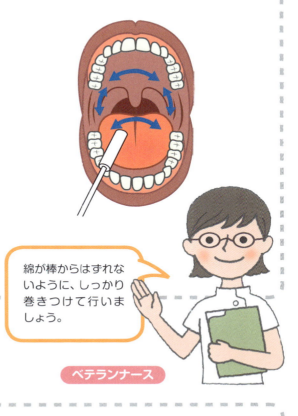

> 綿が棒からはずれないように、しっかり巻きつけて行いましょう。
>
> ベテランナース

おでこ体操

おでこ体操は、舌骨上筋群など喉頭挙上にかかわる筋の筋力強化を行い、喉頭の前上方運動を改善して食道入口部の開大を図ります。食道入口部の食塊通過を促し、咽頭残留（特に下咽頭残留）を少なくする効果があります。

主な対象者：喉頭（のど仏）下垂、一般高齢者など

① 額に手を当てて、抵抗を加え、おへそをのぞきこみます。
② のぞきこんだ状態から、ゆっくり5つ数えます。
③ 反対の手で、のど仏の上を触り、筋肉が硬くなっていることを確認します。

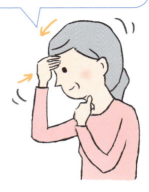

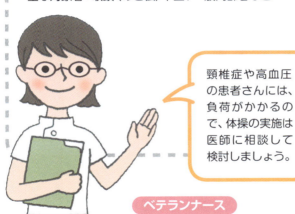

> 頸椎症や高血圧の患者さんには、負荷がかかるので、体操の実施は医師に相談して検討しましょう。
>
> ベテランナース

プッシング・プリング訓練

物を押したり（プッシング）持ち上げたり（プリング）して上肢に力を入れる運動により、反射的に息こらえが起こることを利用して、軟口蓋の挙上、声帯の内転を強化して誤嚥を防止することを目的とした訓練です。

主な対象者：脳血管障害、反回神経麻痺、挿管後などの局所的な感覚運動低下により声門閉鎖不全がある患者さん

プッシング訓練

壁などの動かない場所に手を当てて、腕で押しながら、力を入れて強い声で「アッ」と発声します。

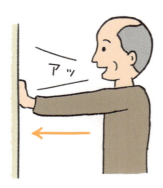

プリング訓練

背中を伸ばしてイスに座り、イスの座面を持ち上げるように引き上げながら、強い声で「アッ」と発声します。

プッシング訓練、プリング訓練それぞれ5〜10回ずつを1セットとし、患者さんの体調などに合わせて1日の回数を決めて行いましょう。

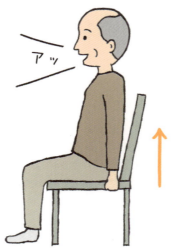

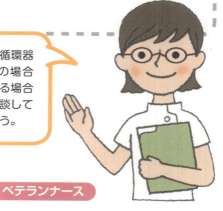

高血圧、不整脈などの循環器疾患がある患者さんの場合には、症状を悪化させる場合があるため、医師に相談して検討するとよいでしょう。

ベテランナース

息こらえ嚥下法

　息こらえによる声門閉鎖で嚥下中の誤嚥を防ぐと同時に嚥下後の呼気により、気道上の食物を喀出して誤嚥を防止する効果があります。

主な対象者：嚥下中誤嚥をきたす患者さん、嚥下反射惹起遅延・慢性呼吸器疾患の患者さん

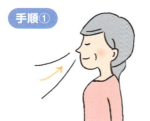

手順①
鼻から息を吸ってしっかり息を止めます。

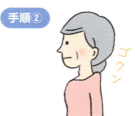

手順②
息を止めたまま飲食物を口に含み、「ゴクン」と飲みこみます。

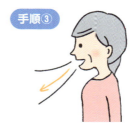

手順③
飲みこんだ後に「ハー」と息を強く吐きます。

ブローイング訓練

　食べ物が鼻へと逆流する場合や、声が鼻から抜ける場合などに使用します。ストローなどを加える動作から、口唇閉鎖の弱い患者にも口唇訓練として使用することがあります。

主な対象者：水分、食物が鼻腔逆流する患者さん、口唇閉鎖が弱い患者さん

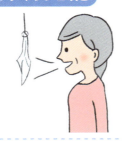

方法① ティッシュ吹き
ティッシュを目の前に垂らし、静かにゆっくりとできるだけ長く吹いて、ティッシュを揺らしてもらいます。

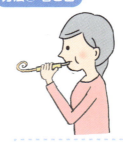

方法② 巻き笛
巻き笛を吹いてもらいます。

摂食嚥下訓練②
（食べ物を用いた訓練方法）

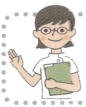

前項で解説し食べ物を用いない訓練（基礎訓練）の他に、食べ物を用いた訓練（直接訓練）があります。こちらは、誤嚥や窒息といったリスクも伴いますので、十分にリスク対策をして行うことが大切です。

直接訓練の目的と効果

食べ物を用いる訓練（直接訓練）

食べ物を用いた訓練方法を「**直接訓練**」といいます。直接訓練には様々な種類がありますが、大きく分けて**段階的摂食訓練**と、**嚥下代償法**に分けられます。

そもそも直接訓練は、嚥下造影検査や嚥下内視鏡検査によって、何らかの工夫をすれば安全に食べられると判断された患者さんのみに行われます。その工夫が嚥下代償法に当たります。そして、そうした工夫を徐々に減らして常食に近づけていく方法を段階的摂食訓練といいます。

段階的摂食訓練には、特定の方法があるわけではなく、食事の中でのひと口量や回数といったものを訓練経過に応じて上げていくことになります。その際には、食形態の調整（「最適な食事の選び方」P 88）・食べる姿勢（「食べる姿勢を整えよう」P 92）・食具の工夫（P 86）などで述べた方法を組み合わせて行います。それらについては上記ページを参照していただくとして、ここでは上で述べた「安全に食べるための工夫」、嚥下代償法について詳しく見ていきましょう。

▼段階的摂食訓練の捉え方

嚥下機能が向上すると直接訓練が増え、経口摂取も増える。嚥下機能が低下すると基礎訓練が増え、非経口摂取に移行する。

124

交互嚥下

　口腔内や咽頭などに食物残留があることで誤嚥の原因にもなることがあります。硬さやまとまりやすさの違うものを食べることで残留を軽減し、誤嚥の予防につながります。

　交互に飲みこむものは、まとまりやすく、貼りつきにくく、硬くないもの（P89参照）を選ぶようにしましょう。とろみをつけた飲み物（お茶、ジュースなど）やゼリーなどが適しています。

主な対象者：口腔と咽頭に食物残留がある患者さん、嚥下後誤嚥のある患者さん

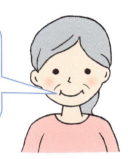

ご飯➡ゼリー➡ご飯➡ゼリーというように、交互に食べて飲みこんでもらいます。
ひと口ずつしっかりごっくんしてから次を食べてもらいましょう。

鼻つまみ嚥下法

　嚥下時に鼻腔と咽頭腔を遮断する軟口蓋の動きが悪い場合、嚥下圧が十分に高められず咽頭残留を引き起こしてしまうことがあります。

主な対象者：食事中に鼻から飲食物や鼻水がでる患者さん

注意：食べているときに鼻をつまむと呼吸ができませんので、飲み込む時に鼻をつまむようにしてください。ジュースなど）やゼリーなどが適しています。

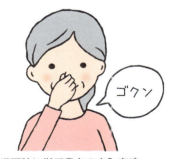

嚥下時に指で鼻をつまみます。

複数回嚥下

咽頭残留がある患者さんに、一口毎に複数回嚥下を促すことで嚥下後誤嚥の予防につながります。

主な対象者：咽頭残留がある患者さん、嚥下後誤嚥がある患者さん

①食べ物を口に入れて、飲み込んでもらいます。

②咽頭の残留感があっても無くても、もう一度、空嚥下をしてもらいます。

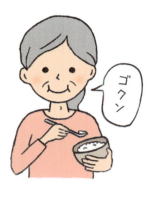
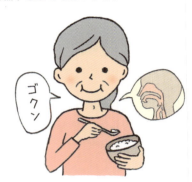

横向き嚥下

脳梗塞などによる脳血管疾患で片麻痺があると、麻痺側の梨状陥凹(りじょうかんおう)に食物残留が起こりやすく誤嚥の原因になります。麻痺側を向いて嚥下をすることで健側の梨状窩が広がり食物の通りを良くします。

主な対象者：咽頭残留がある患者さん（咽頭に麻痺がある患者さん）

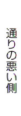
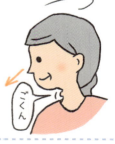
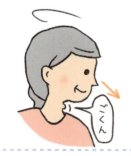

飲み込む前に、通りの悪い側へ首を向け、通りの良い側の咽頭を広げるようにして嚥下します。

飲み込んだ後の咽頭残留を除去したい場合は、残留がある側と反対側に首を向けて嚥下します。

在宅ケアに
つなげるための支援

摂食嚥下障害で入院することとなった患者さんは、
入院時点から退院と在宅療養に向けた移行支援が始まります。
早い段階から長期的な療養を見据えた治療を行うことで、
患者さんやご家族、医療・介護スタッフが同じ方向を
向いて、スムーズに協働・連携できるようになります。

在宅療養移行支援の流れ

摂食嚥下障害をもつ患者さんが退院し、在宅療養へと移行する場合に、どのような道筋をたどるのか、その流れをつかみ、どの段階で何をどのように決め、どう行っていくのかを把握しておきましょう。

➕ 在宅療養への移行に関する課題

　高齢化が進むわが国では、病院での医療対応だけでは限界にきており、国策として在宅医療への移行が積極的に推進されています。各医療機関においても、在院日数の短縮が進められているのが現状です。

　そんな中、摂食嚥下に障害のある患者さんとそのご家族は、経口摂取への復帰が果たされないまま、生活環境の変更を迫られてしまうのが実情です。そのため、入院直後から退院を見据えた方針の検討と、意思決定、情報共有が重要になってきます。

　一般に、摂食嚥下障害を持ち継続的な治療・療養が必要な患者さんが、病院を退院して在宅療養へ移行するには、下図のように実に多くの課題、解決すべき問題があります。次ページからは、一般的な患者さんの在宅療養への移行の流れを踏まえ、その上で摂食嚥下障害のある患者さんに特有の問題点も併せてみていきましょう。

〔取り組むべき課題の例〕

- 摂食嚥下リハビリテーションの実施
- 介護者の介助方法や調理・食事調整の習得
- 患者・家族の病状理解と受容
- 要介護度や現在の介護状況把握
- 緊急時の対応想定と訓練
- 非経口摂取から経口摂取への段階的拡大
- 摂食嚥下を含めた全身の病態・病状の把握
- 訪問診療・看護サポート体制の準備
- 病院チームと在宅チームとの連携
- 既往歴・現病歴・今後起こり得ることの想定
- 患者・家族のニーズ・思いの汲み取り
- 退院後のリスク管理
- 低栄養状態の改善
- 患者・家族の在宅療養への不安や懸念
- 院内チーム・関係者での情報共有
- 在宅療養での物品調達・環境整備

在宅療養移行支援の進み方

　患者さんが退院後も「自分らしい暮らしを最後まで続けることができる」ために、患者さんやその家族の意向に沿って在宅療養が安定する支援を、病院と在宅チームで連携し、協働することが大切になってきます。そのためには、入院時から在宅療養移行への支援をスタートさせることが大切です。

　ここでは、以下の図のSTEP1～3までのプロセスに沿って、摂食嚥下障害の患者さんの場合の、在宅療養へ移行するための支援の流れを説明します。

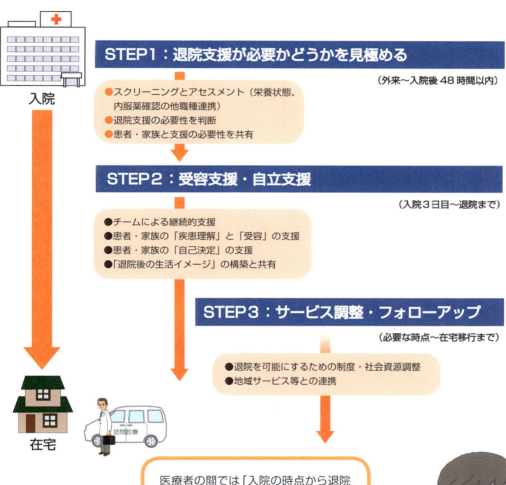

STEP1：退院支援が必要かどうかを見極める　（外来～入院後48時間以内）
- スクリーニングとアセスメント（栄養状態、内服薬確認の他職種連携）
- 退院支援の必要性を判断
- 患者・家族と支援の必要性を共有

STEP2：受容支援・自立支援　（入院3日目～退院まで）
- チームによる継続的支援
- 患者・家族の「疾患理解」と「受容」の支援
- 患者・家族の「自己決定」の支援
- 「退院後の生活イメージ」の構築と共有

STEP3：サービス調整・フォローアップ　（必要な時点～在宅移行まで）
- 退院を可能にするための制度・社会資源調整
- 地域サービス等との連携

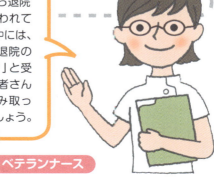

医療者の間では「入院の時点から退院のことを意識するように」と言われていますが、患者さんやご家族の中には、「入院したばかりなのに、もう退院の話？」「追い出そうとしている？」と受け止めてしまう方もいます。患者さんやご家族の不安な気持ちを汲み取って、伝え方などには気をつけましょう。

ベテランナース

STEP1：退院支援が必要かどうかを見極める

　患者さんが入院するのと同時に、退院支援が必要な患者さんであるかを退院調整スクリーニング票（下図参照）を用い、アセスメントを行いながら、早期把握を行います。

●退院調整に関わる情報収集

　摂食嚥下障害を引き起こす疾患・誤嚥性肺炎・低栄養で入院された患者さんの場合、本人やご家族が退院後に経口摂取を希望していても、自力でできるのか、継続できるのかなど不安がある場合には、NST（栄養サポートチーム）や、嚥下チームの早期介入が必要になります。

　入院直後はまず、こうした摂食嚥下リハビリテーション、退院調整に至るまでに必要な情報を収集します。入院前の生活場所（自宅、施設、前の病院）、ADL（日常生活動作）の状況、介護状況（介護者がいるか）などを、以下のような票に記入し、情報共有を可能にします。また、下記は一般的な退院調整スクリーニング票の例ですが、摂食嚥下障害の患者さんの場合、これらに加えて食環境（食形態、食事姿勢、摂食用具、水分摂取方法）なども重要な情報としてまとめる必要があります。

退院調整スクリーニング票の例

ここに挙げた例では点数をつけるタイプですが、もっと簡単に「当てはまる・当てはまらない」や〇か×で記入するタイプのものもあります。

退院後に何らかの処置が必要になる場合、この右側のどこか1つでも当てはまる場合は、退院支援が必要と判断されます。

STEP2：情報共有と支援アプローチ

退院・在宅療養に向けた支援の流れの第二段階では、院内チームでの情報共有と目標の共有、そして患者さん本人およびご家族の意思決定と自立の両面を支援するアプローチが主となります。

●院内チームの情報・目標共有

摂食嚥下障害の場合、誤嚥性肺炎や窒息、低栄養などのリスク管理はもちろんのこと、全身的な医学的管理も必要となります。また、退院後のことを見据えた在宅サービス担当者との地域連携、患者さんやご家族への精神面を含めた包括的なチームアプローチが欠かせないものとなります。

そのために、まずは院内チーム関係者が、STEP1で得たスクリーニングやアセスメントの情報を共有すると同時に、今後進むべき方向に関して共通の目標を設定する必要があります。

●意思決定と自立に向けた支援

病院での治療やケアを在宅療養へ移行していく際には、何よりも主体的・継続的に関わっていくことになる患者さん本人とご家族の意向を最優先する必要があります。

意思決定支援のポイント

患者さん本人とご家族に今後についての意思決定をしていただく際、「不安の明確化」「具体的ニーズ」が明確に言葉にできていないと、今後の治療やケアに対して意思決定が進まないこともあります。

特に摂食障害が重度の患者さんやそのご家族にとっては、

・介護におけるマンパワーへの不安
・誤嚥性肺炎発症のリスク
・食事介助技術の習得への不安
・サービス提供者の質や量への心配

などが生じやすいといわれています。

これらを言葉にできないまま漠然と不安に感じている状態は、具体的な意思決定をするための妨げです。そこで、まずはご家族（特にメインの介護者）の心理的・社会的不安や葛藤によく耳を傾け、早い段階から退院後の具体的な生活イメージを構築して頂くことが意思決定を支える重要なポイントとなります。

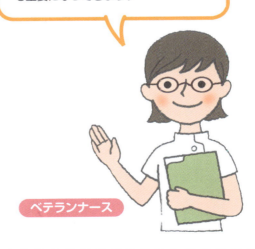

在宅療養移行支援をコーディネートする役割を持つ退院調整看護師は、患者さん本人やご家族の意思決定や自立支援を大きく左右します。本人やご家族の話を聞くのはもちろん、日常接している病棟看護師などからの情報や意見も重要になってきます。

ベテランナース

5 在宅ケアにつなげるための支援

●自立支援のポイント

摂食嚥下障害をもつ患者さんは高齢者が多くを占めていますので、本書のChapter3ですでに見てきた通り、認知機能の低下や、意識障害、呼吸機能の低下、高次脳機能障害による症状を合併し、身体の麻痺や口頭指示の理解が困難な場合も多くなります。

こうした場合、絶食期間や非経口栄養摂取が長くなるほど廃用症候群が進み、離床も進まなくなり、さらなる認知機能低下や嚥下機能の低下を招き、経口摂取への復帰がますます困難になります。

そこで、

・絶食期間を可能な限り短縮し、量・回数・形態・嗜好を勘案した食べ物を用いた直接訓練を段階的に導入し、ステップアップしていく。
・口腔ケア、姿勢調整（早期離床）を同時に調整し、ケアを充実するといったことが患者さん自身の自立を支援する上で重要なポイントとなります。

また、患者さん本人の自立だけでなく、ご家族を含めた在宅療養可能な自立状況を作るためには、患者と家族の生活背景の共有や、必要なサービス、利用可能な資源について情報を提供し、早期に理解を深めてもらう必要があります。限りつないでいくための支援になります。

●医療チームと患者・家族との合意形成

医療チームと患者さん本人およびご家族との間で、効果的で意義のある合意形成を行うためには、顔の見える関係でサポート体制を構築していくことが重要です。病院チームから在宅チームへと支援をつなぐ際も、顔の見える形での引き継ぎや連携が必要となります。

●カンファレンス

情報共有と合意形成において、カンファレンスを行うことが重要になってきます。日々の回診の後にタイムリーな情報交換を行い、また定期的に多職種が回診に同行して合同でカンファレンスを行うなど、院内チームや患者・家族の間での情報の可視化と共有化が、合意形成の大前提となります。

また、関係者が一堂に集まって退院支援カンファレンスを行うのも大変重要です。院内での食事状態の報告や、ADL（日常生活動作）の目標設定、介護する家族のマンパワーとそのサポート体制、患者自身の食べる力の回復と維持の方法などが検討課題となります。

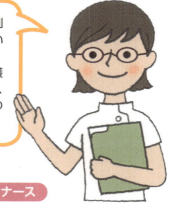

患者さん本人とご家族のそれぞれと個別に話しを聞くことで、お互いに言えないことや本心を聴けることもあります。よりよいケアを目指すために、医師、看護師、セラピスト、介護員、薬剤師、栄養士、歯科医師、歯科衛生士などのチームでの話し合いや情報共有は欠かせません。

ベテランナース

STEP3：制度・資源の活用と連携

STEP 3は、在宅療養で利用可能な治療・ケア・制度、社会資源を、病院、在宅チーム、患者家族の間で確認し、病院の医療やケアを在宅へと可能な限りつないでいくための支援になります。

●退院可能にするための制度・社会資源等の活用

実際に、退院後の療養生活に合わせて制度（新規で公的サービスの導入・公的サービスの見直しなど）や社会資源などの活用が必要です。退院調整看護師やソーシャルワーカーと連携していくことも重要になります。

●在宅チームとの連携・調整

本人家族や在宅療養に関わるチームで退院前カンファレンスを行うことが必要です。カンファレンスで確認する項目をあらかじめ決めておくことも重要です。

例えば、誤嚥性肺炎の徴候・食事介助方法・嚥下訓練などを在宅チームのどの職種が行うのか、また食事介助方法や嚥下訓練の実際を直接指導することで在宅チームとの連携が強化され、患者家族の安心感にもつながります。

訪問看護による支援

近年は患者さんの在院日数が短縮され、急速に訪問看護の役割が大きくなっています。医師との橋渡しや介護職、その他医療職からの相談に即時に対応する訪問看護が、今後ますます必要となります。そのため、訪問看護スタッフには以下のような内容が求められています。

退院前：退院前カンファレンスで、患者さんの現状（栄養状態や嚥下機能）や口腔ケア・食事指導内容、退院前の準備、リスク管理の確認、食事場面の見学を行います。その際、多職種を交えて注意点の確認をし、また個別性をふまえて習得します。

退院時：家族やケアスタッフが不安や無理なく生活の中で安全な経口摂取ができるように知識技術を支援します。状態悪化などが生じた場合、早急に適切な対応ができるよう、あらかじめ対応方法を多職種で共有できるよう支援します。

安定期：栄養ケアがよく体力免疫力が保持されるとQOLが高まりやすくなります。患者さん家族の意向（P134「アドバンス・ケア・プランニング」参照）を確認し、社会資源も活用しながら、介護・経済負担を軽減する工夫をします。事故などのリスク発生を予測しながら、合併症予防に努め、食事が楽しめる環境が継続できるよう支援します。

摂食嚥下障害の緩和ケア

患者さんが住み慣れた家での暮らしに戻り、最期まで自分らしく生きるためには、患者さん自身の食べたいという意思をどこまで実現できるかを考え続ける、緩和ケアの考え方を取り入れることが重要です。

摂食嚥下障害における緩和ケア

緩和ケアは、終末期の患者さんの痛みを緩和するケアだという認識が一般的だと思います。しかし、患者さんは身体的な痛みに限らずさまざまな苦痛を感じており（次ページ参照）、またそれは診断が下された直後から始まっていると考えられます。特に、「口から食べる」「食べ物の味を味わう」という行為は、生きる意欲にも直結していますので、それができないという苦痛をどうやって、どこまで解消できるか、診断直後から最期の時までシームレスに支え、考えていく必要があります。

▼摂食嚥下障害における緩和ケア

摂食嚥下障害の診断 → 退院 → 在宅療養 → 死亡

疾患の治療・摂食嚥下訓練
摂食嚥下の緩和ケア
悲嘆のケア（遺族やスタッフ）

> 最期まで「口から食べる」ことを支援する際に必要なことは、病院・施設・在宅のいずれであっても同じです。また、口から食べることだけにこだわり過ぎず、胃ろうや点滴などの併用療法で補うなど多様な方法があることを念頭に置いておきましょう。
>
> ベテランナース

緩和ケアの考え方

緩和ケアの目的は、患者さんが「尊厳ある生き方ができるようになる」ことです。最期まで人間らしく、自分らしく生き続けるためには、可能な限り苦痛を取り除き、緩和する必要があります。

まずは摂食嚥下に障害を抱える患者さんはどのような苦痛を感じているかを理解し、それに対してどういう姿勢でアプローチしていくべきなのかを知っておきましょう。

●摂食嚥下障害における患者さんの苦痛

摂食嚥下に限らず、疾患をもつ患者さんは健康な場合と比べて、さまざまな苦痛や悩みを感じています。重い疾患の場合、一般に以下の図のような多様な苦痛を経験するといわれています。

中でも摂食嚥下障害は、口から食べたくても食べられなかったり、食べたくないのに無理に食べている（食べさせられている）といった状況に陥って精神的苦痛を感じたり、自分の意思が尊重されないことで、存在意義についての不安や生きている意味への疑問といった、スピリチュアルな苦痛へとつながることもあります。

身体的苦痛	精神的苦痛	社会的苦痛	スピリチュアルな苦痛
・疾患による痛み ・息苦しさやめまい、吐き気など他の身体症状 ・日常生活動作の支障	・不安 ・恐れ ・いらだち ・怒り ・孤独感	・仕事上の問題 ・経済的な問題 ・家庭の問題 ・人間関係の悩み ・相続などの問題	・生の意味への問い ・罪の認識 ・死生観や価値の変化 ・死の恐怖

●緩和ケアのアプローチ

上記のような患者さんの苦痛を取り除き、緩和するためにはどのようなアプローチがあるのでしょうか。具体的な方法を知る前に、まず緩和ケアとは何か、定義についてみておきましょう。以下は、2002年にWHO（世界保健機構）が緩和医療とは何かについて定義したものです。

> 「生命を脅かす疾患に直面した患者・家族に対し、疾患の早期から、痛み・身体的問題・心理社会的問題・スピリチュアルな問題を積極的に、的確に評価し、それが障害とならないよう予防・対処することで、QOLを改善するアプローチ」

つまり、重い疾患の診断を受けた患者さんや家族に対して、診断が出た直後から、上で見てきたような苦痛や問題が生じていないか積極的に聞き出し、観察して、それらが大きな障害とならないように未然に対処していくということです。終末期になってから考えることでもなければ、患者さんや家族の訴えがあってから開始するケアでもなく、医療者側が働きかけるアプローチです。

摂食嚥下障害においては多職種によるチームサポートが必須となりますので、そうした多くの関係者が患者さんの苦痛に目を向け、寄り添い、チームで情報を共有して対処する必要があります。

終末期の摂食嚥下

　摂食嚥下障害の緩和ケアを考える上で、終末期に摂食嚥下がどうなるかについて知っておくことも重要です。

　終末期には、患者さんのさまざまな身体機能の低下が見られますが、日常行為である移動、着替え、身支度、入浴、排便、排尿、食事、水分摂取、会話、応答といったものも、次第にできなくなる場合があります。これらの中で最後まで残る機能をみていくと、摂食嚥下は多くの場合、かなり遅くまで残せる機能だといわれています。つまり、最後の最後まで患者さんに口から食べてもらえる可能性があるということであり、早期に諦めてしまうべきではないということです。

　経口摂取による食事が困難になっても、経口以外の栄養摂取を併用することで、少しであっても口から食べ続けることが可能になる場合もあります。また口から食べられなくなるということは、患者さんにとって想像以上の苦痛とショックを与え、生きる意欲を失わせてしまうこともあります。

　また、終末期には患者さんの意思の確認ができなくなる場合もあります。こうした場合に備える考え方として、アドバンス・ケア・プランニング（ACP）というアプローチがあります。

●アドバンス・ケア・プランニング（ACP）

　誰もが終末期を迎えるということを分かっていながら、それについて考えるのを避けたがるのは、健康な人も疾患を抱える人も同じです。疾患が重いものであれば、やがて悪化したときに意思の疎通が困難になることも起こりえます。そうした時に備えて、患者さんの意思が確認できる早期の段階から、終末期を見据えた緩和ケアを行う必要があります。

　このように、早期から今後起こりえる病状の変化に備えてどのように治療やケアを進めていくか、患者さん本人を主体にして、家族や医療ケアチームが繰り返し話し合いを行うことで、患者さんの意思決定を支援するプロセスを、アドバンス・ケア・プランニング（ACP）といいます。分かりやすくいえば「もしものときに備える話し合い」です。

　これも、終末期になってから始めるプロセスではなく、治療が始められる早期の段階からスタートすることが、患者さんのさまざまな病状の変化に対応する上で重要になります。

> **ＡＣＰ（Advance Care Planning）の考え方**
> ①緩和ケアの目的は患者さんが尊厳のある生き方ができるようにすること
> ②患者さんの意思を最大限に尊重した医療やケアの提供を行うために ACP を行う
> ③患者さんの意思が明らかなうちから十分な話し合いを行い、その意思を共有する
> ④患者さんの意思が確認できなくなったときも、それまでの ACP を元に患者さんの意思を推測し、尊重する（代理意思決定）
> ⑤かかりつけ医などを中心に多職種が協働し、地域で支える

緩和ケアの実際

「口から食べる」、「食べ物を味わう」ということは、最期までその人らしく生きるための大きな支えのひとつになっています。そのために、摂食嚥下障害ケアの現場ではどのような緩和ケアが行われているか、その一端をご紹介します。

●好きな飲み物の摂取

終末期に食事をとることが困難になった場合、お茶や氷水、コーヒーや紅茶といった本人が好きな飲み物をガーゼに浸し、風味だけでも感じてもらうととても喜んでもらえることがあります。

●「食べたい」意思をどこまで尊重するか

患者さんの中には、「死んでもいいから食べたい」と訴える方もいます。こうしたとき、病態予測を含めた十分な話し合いのもと、例えば、好きな食べ物や飲み物を少量でも食べたり、飲み込めない場合は口に含んでもらい、味わってから吐き出してもらったり、飲めないぶんを拭き取るようにしたり、味を染み込ませたガーゼをしゃぶってもらうなどの工夫をすることもあります。

このように、患者さんの意思を第一に考えつつも、リスクとの間でバランスのとれた対応を、個々のケースに応じて考える必要があります。

●患者さんの意思のゆらぎ

終末期にいたる経過は患者さんごとに異なります。病状が次々に変化したり、長期の治療や療養が必要な場合など、十分に話し合って確認した患者さんの意思もゆらいだり変化することがあります。こうした場合は、その都度また話を聞き、末期まで対応し続けていく必要があります。

●最期の会話

口腔内がひどく汚れたり、乾燥していて粘膜が引きつれ、会話すらできない状態になることがありますが、口腔ケアを行うことで大幅に改善し、最期に家族と会話をして旅立つことができることもあります。その会話が、残された家族やスタッフの介護疲れや後悔の念を軽減することにもなり、悲嘆のケアにつながります。

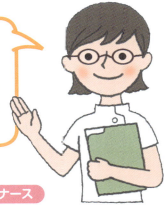

どんな病気のどの時点においても、患者さん本人の意思決定を尊重し、支援していくためには、ご家族の理解やチームによる医療、地域との連携・協働が欠かせません。これらはケース・バイ・ケースで実現が困難な場合もあり、ACPや緩和ケアへの理解を、摂食嚥下の現場においても広げていく必要があります。

ベテランナース

索引

●あ行

アルツハイマー型認知症	56,58
息こらえ嚥下法	123
胃食道逆流	32
一側性大脳病変	71
咽頭	18
咽頭蓋軟骨	20
咽頭癌	29
咽頭期	22,25,75
咽頭腔	19
咽頭収縮筋	31
咽頭閉鎖	31
うつ病	29
運動症状	73
運動野	12
嚥下後誤嚥	31
嚥下質問紙	37
嚥下障害	29
嚥下前誤嚥	30
嚥下造影検査	36,46,47
嚥下代償法	124
嚥下体操	119
嚥下中誤嚥	31
嚥下内視鏡検査	36,46,49
嚥下反射	54
円背	54
横隔膜狭窄部	21
オーラルフレイル	53
奥舌音	40
おでこ体操	121

●か行

カーテン兆候	44
臥位	93
改定水飲みテスト	38
海馬	58
下咽頭	18
下口唇	16
仮性球麻痺	66,68
痂皮の保湿ケア	113
簡易懸濁法	106
感覚刺激	12
感覚野	12
間接訓練	118
完全側臥位法	97
顔面神経	43
顔面の評価	42
緩和ケア	134
記憶障害	58
気管	15
気管軟骨	20
器質的障害	28,29
義歯の洗浄	117
義歯用歯ブラシ	110
基礎訓練	118
気道防御反射	54
機能的障害	28,29
吸引機	84
嗅覚刺激	12
球麻痺	66,67
胸部食道	21
筋萎縮性側索硬化症	77
唇	16
頚椎症	29
頸部食道	21
頸部伸展位	54
頸部聴診法	40
誤飲	35

構音	40
口蓋垂	15,16
口蓋扁桃	15,16
口腔	16
口腔期	22,25
口腔ケア	108,109
口腔前庭	16
口腔内の観察	112
硬口蓋	15,16
交互嚥下	125
甲状軟骨	15,20
口唇	16
口唇音	40
喉頭	20
喉頭蓋	15
喉頭蓋谷	15
喉頭蓋軟骨	20
喉頭癌	29
後頭葉	12
抗パーキンソン病薬	74
誤嚥	19,30
誤嚥性肺炎	35
誤嚥予防	12
呼吸器疾患	80

●さ行

座位	93
三叉神経	43
糸状乳頭	17
茸状乳頭	17
指拭法	34
舌の清掃	115
舌ブラシ	110
失行	58
失認	58
社会的意義	10
惹起遅延	30,54
周辺症状	57
準備期	22,24,75

上咽頭	18
上顎骨	15
上口唇	16
上食道括約筋	26
食形態	88
食形態の選択	91
食事介助	98
食道	15,21
食道期	22,26,75
食塊	16,18
心因性食欲不振	29
心因的障害	28,29
神経筋疾患	29,72
唇裂口蓋裂	29
スクイージング	82
スクリーニング	36,37
スポンジブラシ	110,113
精神的意義	10
声帯	15
声門	19
声門閉鎖	31
生理的意義	10
舌	15,16,17
舌圧測定器	45
舌咽神経	43
舌可動部	17
舌癌	29
舌骨	15,20
舌骨上筋群	15
舌根	17
舌突音	40
摂食嚥下	14
摂食嚥下5期モデル	22,23
摂食嚥下訓練	118
摂食嚥下障害	13,56,84
摂食嚥下の定義	14
摂食障害	29
舌体	17
舌苔	115

舌の評価	43
先行期	22,23,58,75
先天性食道閉鎖	29
蠕動運動	21,26
前頭側頭型認知症	56,64
早期咽頭流入	30
側臥位	97
側頭葉	58
咀嚼	16
咀嚼期	24
咀嚼時	16

●た行

第一狭窄部	21
第三狭窄部	21
大動脈狭窄部	21
第二狭窄部	21
唾液	102
唾液誤嚥	32
脱感作	110
脱水	33
ダマ	103
段階的接触訓練	124
窒息	19,34,75
中咽頭	18
中核症状	57
聴覚中枢	12
聴診法	97
直接訓練	124
低栄養	33
低栄養状態	13
とろみ調整食	103

●な行

内包型	69
軟口蓋	15
軟口蓋の評価	44
認知症	56
粘膜の清掃	116

脳幹型	69
脳血管疾患	29,66
脳血管性認知症	56,63
脳の活性化	12
飲み込み	22,28

●は行

歯	15
パーキンソン病	73
排痰能力	13
背部叩打法	34
ハイムリッヒ法	34
鼻つまみ嚥下法	67,125
バネ付き箸	86
歯・粘膜の清掃	114
ハフィング	82
歯ブラシ	110
パルスオキシメーター	84
反復唾液嚥下テスト	38
非運動症状	74
悲嘆のケア	134,137
鼻腔	15
皮質・皮質下型	69
フィジカルアセスメント	36,41
フードテスト	39
複数回嚥下	126
腹部食道	21
服薬方法	104
不顕性誤嚥	32,75
プッシング・プリング訓練	122
ブローイング訓練	123
分界溝	17
変性性認知症	61,64
ホール・ヤーンの重症度分類	73
ポジショニング	92,95
保湿剤	110,113
ポリファーマシー	104

●ま行

慢性閉塞性肺疾患	80
味覚中枢	12
味蕾	17
むせ	54
迷走神経	43

●や行

有郭乳頭	17
陽圧呼吸法	82
葉状乳頭	17
横向き嚥下	127

●ら行

リクライニング	95
梨状陥凹	15
離水	102
リハビリ	13
輪状軟骨	20
輪状軟骨狭窄部	21
レビー小体型認知症	56,61

●英数字

ACP	136
ALS	77
BPSD	57
COPD	80,81
FT	39
MWST	38
RSST	38
VE	46,49
VF	46,47
90°ルール	93

【著者紹介】
斉藤　雅史（さいとう　まさし）
2004年国立病院療養所 千葉東病院（現 独立行政法人国立病院機構千葉東病院）に入職。重症心身障害児病棟で発達障害児の摂食嚥下障害看護を経験する。2011年茨城県立医療大学 認定看護師教育課程を経て、摂食・嚥下障害看護認定看護師を取得。
千葉東病院を経て現在は、同国立病院機構病院の看護師長兼摂食・嚥下障害看護認定看護師として活動している。

松田　直美（まつだ　なおみ）
ICU勤務、訪問看護の立ち上げを経て臨床栄養の重要性を知り、茨城栄養サポート研究会・JSPEN関東甲信越支部世話人を務める。さまざまな出会いを通じて「口から食べる・味わう」という人間の尊厳を傍らで支えたいという思いから、2013年に摂食・嚥下障害看護認定看護師を取得。地域でも高齢者の誤嚥性肺炎予防のために活動している。
他に介護支援専門員、NST専門療法士、認知症上級専門士、CDEJを所持。

【編集協力】
オフィス・ミヤビ・ワン

【本文イラスト・キャラクター】
流人／大羽　りゑ／タナカ　ヒデノリ

看護の現場ですぐに役立つ
摂食嚥下ケアのキホン

発行日	2018年10月 1日	第1版第1刷
	2022年 6月10日	第1版第3刷

著　者　斉藤　雅史／松田　直美

発行者　斉藤　和邦
発行所　株式会社　秀和システム
　　　　〒135-0016
　　　　東京都江東区東陽2-4-2　新宮ビル2F
　　　　Tel 03-6264-3105（販売）Fax 03-6264-3094
印刷所　三松堂印刷株式会社　　　　Printed in Japan

ISBN978-4-7980-5418-6 C3047

定価はカバーに表示してあります。
乱丁本・落丁本はお取りかえいたします。
本書に関するご質問については、ご質問の内容と住所、氏名、電話番号を明記のうえ、当社編集部宛FAXまたは書面にてお送りください。お電話によるご質問は受け付けておりませんのであらかじめご了承ください。